漫画启蒙中医药文化儿童趣读丛书

总主编　吴水生

芪爷爷与人参娃 1

——妙解成语

主　编　邓丽红　吴水生

全国百佳图书出版单位

中国中医药出版社

·北 京·

U0712144

图书在版编目（CIP）数据

芪爷爷与人参娃 .1，妙解成语 / 邓丽红，吴水生
主编 .— 北京：中国中医药出版社，2022.6
（漫画启蒙中医药文化儿童趣读丛书）
ISBN 978 – 7 – 5132 – 7361 – 9

Ⅰ.①芪… Ⅱ.①邓… ②吴… Ⅲ.①中国医药学—
文化—儿童读物 Ⅳ.① R2–05

中国版本图书馆 CIP 数据核字（2021）第 276728 号

中国中医药出版社出版
北京经济技术开发区科创十三街 31 号院二区 8 号楼
邮政编码　100176
传真　010-64405721
河北省武强县画业有限责任公司印刷
各地新华书店经销

开本 889×1194　1/24　印张 7.5　字数 217 千字
2022 年 6 月第 1 版　2022 年 6 月第 1 次印刷
书号　ISBN 978 – 7 – 5132 – 7361 – 9

定价　49.80 元
网址　www.cptcm.com

服 务 热 线　**010-64405510**
购 书 热 线　**010-89535836**
维 权 打 假　**010-64405753**

微信服务号　**zgzyycbs**
微商城网址　**https://kdt.im/LIdUGr**
官 方 微 博　**http://e.weibo.com/cptcm**
天猫旗舰店网址　**https://zgzyycbs.tmall.com**

如有印装质量问题请与本社出版部联系（010-64405510）

《芪爷爷与人参娃 1——妙解成语》
编委会

主　编　邓丽红　吴水生

副主编　吴霖成　冯文娟

编　委（按姓氏笔画排序）

　　　　杨嘉雪　吴　蔚　张钰沁　卓至丽　赖俊宜

画　手（按姓氏笔画排序）

　　　　小　时（艺名）　方少兰　严　佳　何茂葵

王 序

　　记得二十多年前我曾在中国科学技术学会常务委员任上担任"大手牵小手"的科普工作，包括举办讲座、编写儿童读物、接待少年报记者等，深刻地体会到这是一件很有意义的工作。但这对于我，一个从事中医临床的老医生确有难处，只能是认真学习，找回童心，尽我的责任把事办好。当时听说北京中医医院院长王莒生等编写了一本诠释中医学内涵的读物送给小学生们阅读，为此我与少年报特约小记者走访了北京东城区史家胡同小学五年级的小朋友，收获了几点好评：一是图文并茂的书更易于读懂，二是有利于身心健康，三是体会到中医学对于促进民族繁衍生息的伟大意义。其中一位小朋友对"气"是物质这一知识点还提出疑问：文学的气势、风骨不也是"气"吗？显然，形立神生亦是气。我试着讲了些没有文字的史前期的一元和合之气和"尚一""尚同"的古代哲学科学在当今现实生存环境的体现，孩子们很感兴趣。

　　今阅吴水生博士主编的《漫画启蒙中医药文化儿童趣读丛书》，将"健康中国"理念和中医药学术传播切实落到了青少年人群，试图将中医学科学的深邃内涵用喜闻乐见、轻松活泼的漫画形式展现给青少年读者，配合浅显易懂的现代语言，令中医药学知识更加易学好懂。作者团队以寓教于乐的形式将中医中药的理论与实践用纸版漫画展现出来，通过阅读让少年儿童学习了解中医药学中关于日常膳食、生活起居、衣食住行等知识，把健康带回家。这是一项中华民族伟大复兴、重振国学传统文化的科普工程。我相信这套丛书的出版将能很好地提升少年儿童及民众的中医素养。感谢作者们的信任，谨志数语为序。

中国中医科学院名誉院长

中国工程院院士　　　王永炎

2022 年 2 月

李序

　　中医药学是中国古代科学的瑰宝，也是打开中华文明宝库的钥匙。作为中国传统文化的重要组成部分，在未来健康医学的发展中，中医药学拥有人类最先进的健康理念，这是祖先留给我们的宝贵财富。党的十九大报告中提出，要推动中华优秀传统文化创造性转化、创新性发展，传承发展中医药事业。如何把中医药文化知识以喜闻乐见的形式传播给广大的老百姓，尤其是中小学生，这就成为摆在中医药工作者面前的一个重要的任务。

　　吴水生教授是我的学生，也是多年的好朋友。他勤奋好学、博采众长。30多年来一直活跃在教学、科研和临床第一线，在教学、科研领域颇有建树，深受广大学生们和患者们的好评。30多年的学习和工作中，他对中医药学有着深深的热爱和深刻的理解。《漫画启蒙中医药文化儿童趣读丛书》是吴水生教授的创新，他用智慧把本来晦涩难懂的中医药理论变成大家愿意看、喜欢看、看得懂、学得会的知识，以一种生动活泼的形式展现给大家。

　　大道至简。但是，如何宣传普及中医药学知识，本身就不是一件很容易的事，尤其是对于现代的孩子们来说，他们普遍学习的是现代的科学知识，而对于中医的传统的思维和知识体系，就显得十分的陌生。吴水生教授用非常巧妙的方式，从内容的选择、文字的表述，到图像的制作、顺序编排等都体现了一个优秀中医药科普工作者的良苦用心。正因为吴教授的努力，使得我们能够信手拈来。本来晦涩的中医药学不再难懂，本来似乎很古老的中医知识变得不再遥远。我相信从《漫画启蒙中医药文化儿童趣读丛书》中，每个人都可以感受到中医学的魅力及其对人类健康发挥的重要作用，也一定会有不少的收获和体会。我们期待着，丛书的面世将助力中医药知识的普及和文化传承，也为大家的健康带来更多的帮助。

本套丛书付梓之际，吴教授让我为之作序，我想这本身是对中医科普的一种支持，也是对吴教授创新精神的感佩，故欣然允之！

　　是为序！

中华中医药学会中医诊断学分会主任委员

世界中医药学会联合会中医健康管理专业委员会会长　李灿东

福建中医药大学校长

2022 年 2 月

前言

  中医药学是中国古代科学的瑰宝，也是打开中华文明宝库的钥匙。中医药丰富、灵活的治疗手段和"治未病"的先进理念，为人们的身心健康提供了多元化的选择，尤其是经历了非典型性肺炎（SARS）与新冠肺炎（COVID-19）传染病的洗礼，中医药的显著疗效更是唤醒了国人对中医药的重新认识与热爱。

  中医药传承至今已有 2500 多年的历史，为中华民族的繁衍昌盛做出卓越贡献，也对世界文明进步产生了积极影响。如何切实继承好、发展好、利用好中医药是当代中国人尤其是中医药人不容回避的问题。文化自信是"四个自信"中更基础、更广泛、更深厚的自信，中医药是中华文明的有机组成部分，增强文化自信，大力推广与普及中医药文化，培养中医药人才，需要从娃娃抓起。然而，由于中医药理论比较艰涩、枯燥和抽象，对新时代的少年儿童吸引力小，孩子们缺乏兴趣，主动接触与学习机会不足，自然对中医药文化知之甚少。

  窗口前移，教育先行，孩子们是祖国的未来，文化的传承要从少年抓起！针对这一情况，结合少儿对网络及动漫的热爱，我们想到可以将中医药知识转化成浅显易懂、风趣幽默的漫画形式，并利用互联网进行宣传，以吸引少年儿童对中医学及传统文化的兴趣，把中医的种子撒进娃娃心里。基于这一理念，我们开始在学校、社会上公开招募拥有扎实中医药学理论基础的写手及专业漫画师，于 2017 年成立"人参娃中医药文漫创意团队"，明确创作思路及未来发展目标，开启了中医药理论变身漫画的征程。这一征程充满了坎坷，但也充满了希望，如何用通俗易懂的话语，把艰涩、专业、枯燥、抽象的中医药知识用通俗甚至是诙谐幽默的白话文形式表达，并最终以充满现代气息的卡通漫画形式来呈现，是我们不断探索与努力的目标。功夫不负有心人，在福建省财政厅科教文卫处与福建中医药大学学工处等单位及个人等多方面的支持与鼓励下，历时近 4 年的时间，终初见成果。《漫画启蒙中医药文化儿童趣读丛书》以中药拟人化形象芪爷爷与人参娃为故事主人公，开启了一段段奇妙的中医探秘之旅，共分为芪爷爷与人参娃妙解成语、趣谈本草、慢讲养生、细说疗法、遍访名家、品读古籍 6 个分册，希望通过这一漫画系列，带领少儿探索、发现神奇而有趣的中医药世界，让少儿们在阅读中逐步认识（接触）中医、认知（了解）中医、认可（推崇）中医，让更多优秀人才投身于中医药的复兴事业。

通过漫画的形式来讲述中医药的内容，以启蒙少儿读者、引发他们的兴趣，是一个崭新的形式与尝试，要求做到中医药知识与漫画创作表达之间的共融与匹配，这是我们在创作过程中遇到的难点与瓶颈。因而，我们的这套丛书不可避免存在不足与纰漏，还望读者提出宝贵的意见和建议，以便再版时完善。

吴水生

2022 年 2 月

编者寄语

　　中医药是中华民族的瑰宝，为中华民族的繁衍昌盛起到了不可替代的作用。从人文始祖炎黄二帝，到神医华佗、医圣张仲景，再至近现代名家张锡纯……一代代中医药先贤用他们的智慧与汗水守卫一方百姓的健康，并著书立说，古籍流芳，传承百世，护佑中华民族繁衍生息，长盛不衰。他们千百年来积累的中医药文化，已一点一点渗入我们日常生活中的方方面面：路边一株不起眼的小草，也许就是可以治病救人的中药；一块小板子抹上油在身上刮一刮的简单疗法，就能刮去身体的病痛；妈妈精心准备的药膳，不仅味美可口，还能养生治病；随口说的一个四字成语，也许就蕴含着中医药博大精深的理论知识……中医药文化看似精深难懂，实则就在我们身边，等待我们用心感悟，尽心发掘。

　　新时代已然到来，"传承精华，守正创新"的使命也将传递到年轻一代的肩上。让青少年在阅读中逐步从接触到认识中医，从认知到由衷认可进而推崇中医，主动传承中华优秀传统文化，增强民族文化自信，是我们创作的初衷，更是我们坚持的动力。

　　书籍是人类文明的摇篮，是知识的海洋，我们精选部分中医药文化承载其中，著成本系列丛书，衷心希望广大青少年能从中领略中医药文化独特的魅力，打开探索中医药世界的大门，并将所学所思分享给身边的家人和朋友，让更多人了解中医，爱上中医，让更多优秀人才投身于中医药的复兴事业！

1. 人参娃

系列书籍主人公，活泼可爱，形象百变，是一个对中医药学充满热爱与好奇的小人参，立志要像芪爷爷一样成为医术高超、济世救人的良医。

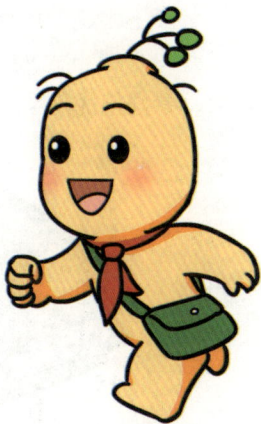

2. 芪爷爷

上知天文、下知地理，是一位博学多才的老中医，对人参娃疼爱有加又不失严厉，希望他能成为优秀的中医接班人，同时带动更多的人传承发扬博大精深的中医药文化。

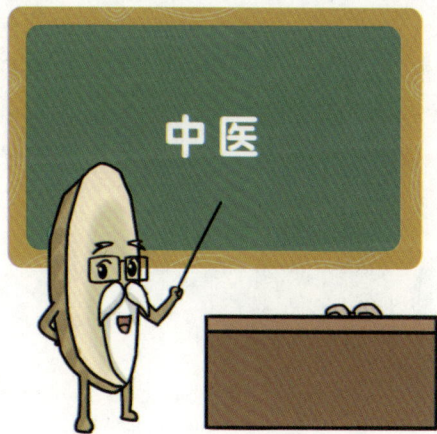

中医

3. 生姜奶奶

性格爽朗，办事利落，刀子嘴豆腐心，是芪爷爷的好伴侣、好帮手，熟知中药知识，做得一手好药膳，是孩子们的营养师。

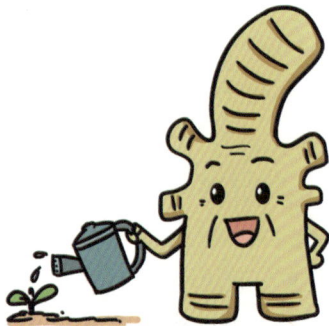

4. 大黄将军

芪爷爷的邻居，力大无穷，性格豪爽，不拘小节，喜欢结交朋友。

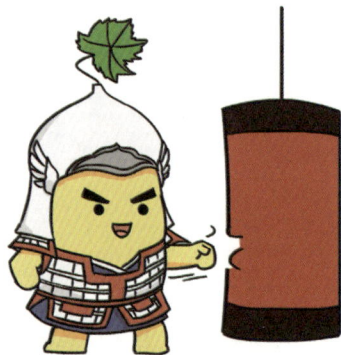

5. 枣妹妹

人参娃的好朋友，性格开朗，热情好客，是大人们的"小棉袄"，朋友们的"小太阳"，总能带给大家温暖和亲切感。

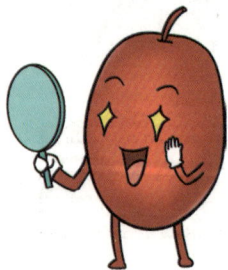

6. 小淘杞

人参娃的好朋友，著名的淘气包，爱耍小聪明，但总是聪明反被聪明误，吃了很多哑巴亏，是同学们的快乐源泉。

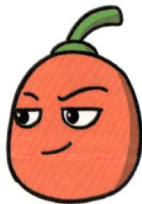

7. 磁娃娃

人参娃的好朋友，虽然年龄不大，但成熟稳重，活脱脱一个"小大人"，经常帮助人参娃排忧解难。

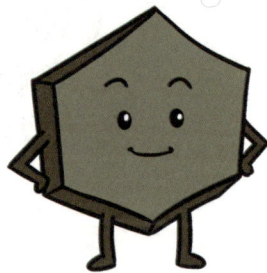

目 录

1. 望闻问切

周末，人参娃与枣妹妹正在客厅里看着电视热播剧——《神医喜来乐》。

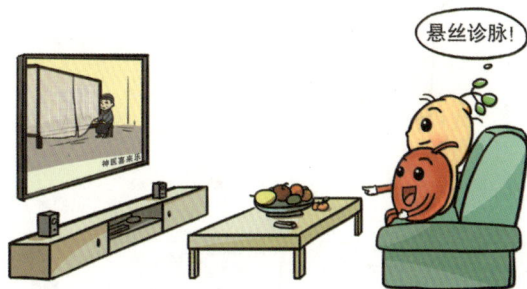

人参娃看到这里，心想自己最近有点咽喉疼痛和咳嗽，便想去找芪爷爷看看。

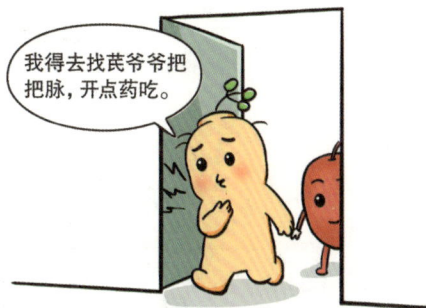

悬丝诊脉！

我得去找芪爷爷把把脉，开点药吃。

到了芪爷爷跟前，人参娃就只伸出了他的胳膊，芪爷爷感觉有些奇怪。

原来人参娃看了电视剧里的故事，以为只摸脉就能看病了。

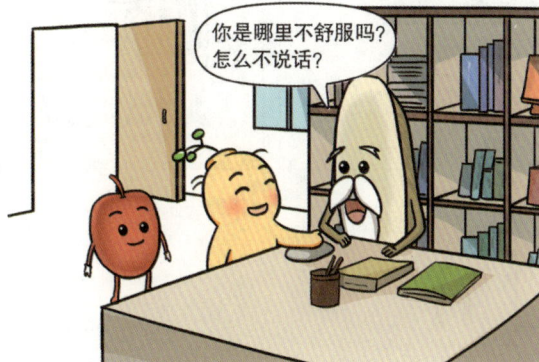

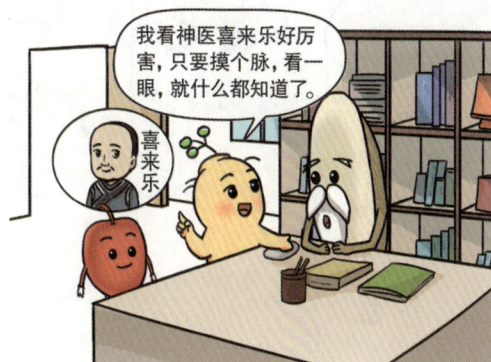

你是哪里不舒服吗？怎么不说话？

我看神医喜来乐好厉害，只要摸个脉，看一眼，就什么都知道了。

喜来乐

芪爷爷了解了事情的原委，哈哈大笑。

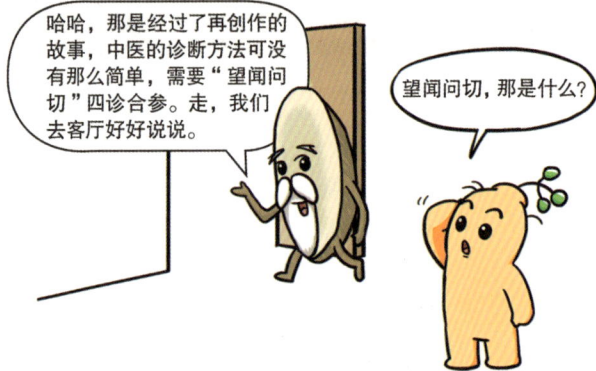

哈哈，那是经过了再创作的故事，中医的诊断方法可没有那么简单，需要"望闻问切"四诊合参。走，我们去客厅好好说说。

望闻问切，那是什么？

所谓"望闻问切"，合称"四诊"，是中医诊断病证最主要的四种方法。

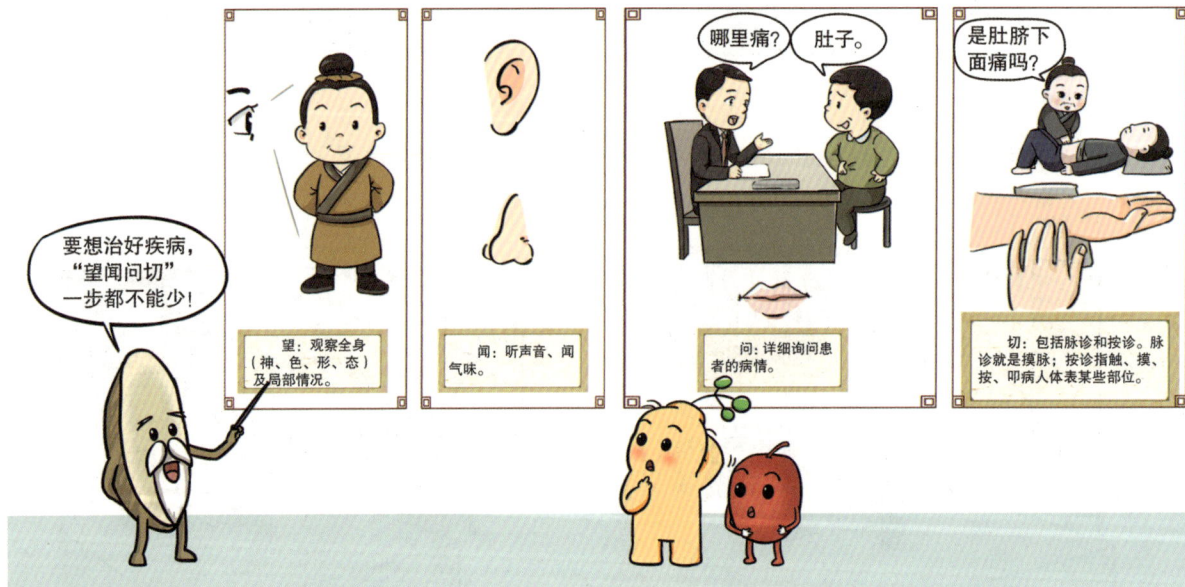

要想治好疾病，"望闻问切"一步都不能少！

望：观察全身（神、色、形、态）及局部情况。

闻：听声音、闻气味。

哪里痛？ 肚子。

问：详细询问患者的病情。

是肚脐下面痛吗？

切：包括脉诊和按诊。脉诊就是摸脉；按诊指触、摸、按、叩病人体表某些部位。

它们各自包含哪些内容呢？

首先是"望"，通过我们的双眼去观察患者的精气神等，来获取和疾病有关的信息。

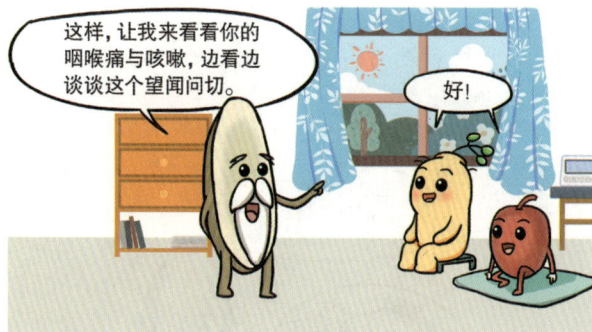

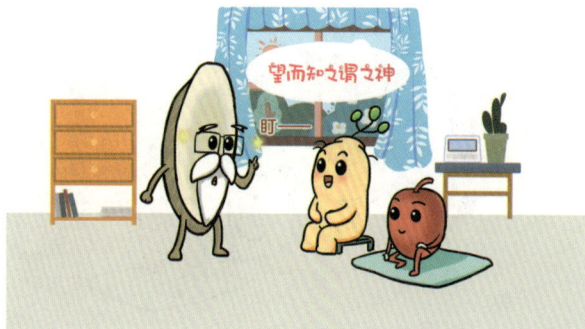

> 这样，让我来看看你的咽喉痛与咳嗽，边看边谈谈这个望闻问切。

> 好！

望而知之谓之神

需要"望"的内容有很多，比如患者的精气神、动作、身形、脸色、舌头、排泄物等。

其中中医对舌头的研究尤为丰富，历代医家都有关于这一方面的论述。

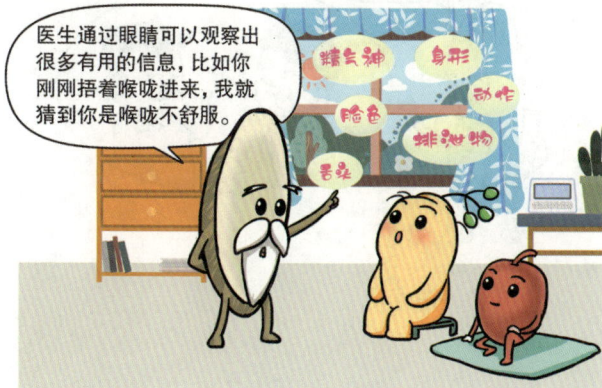

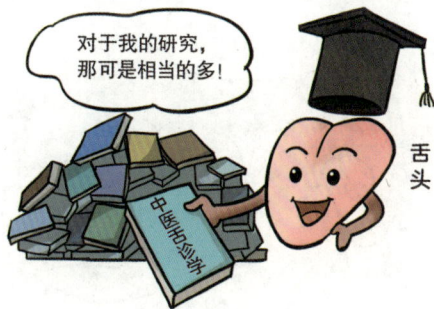

> 医生通过眼睛可以观察出很多有用的信息，比如你刚刚捂着喉咙进来，我就猜到你是喉咙不舒服。

精气神　身形
脸色　　动作
舌头　　排泄物

> 对于我的研究，那可是相当的多！

中医舌诊法

舌头

通过观察舌头的颜色、大小等，对不同体质以及疾病性质的判断都很有帮助。

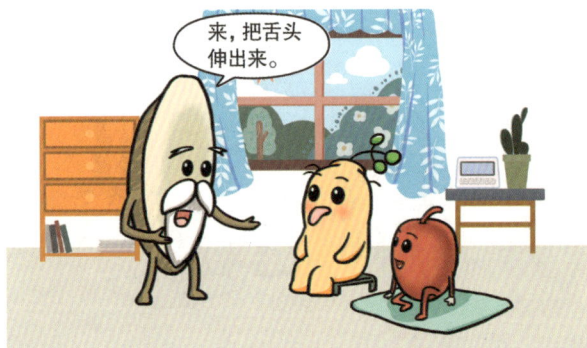

> 来，把舌头伸出来。

其次是"闻"，就是用耳朵去听患者发出的声音，用鼻子去闻患者发出的气味。

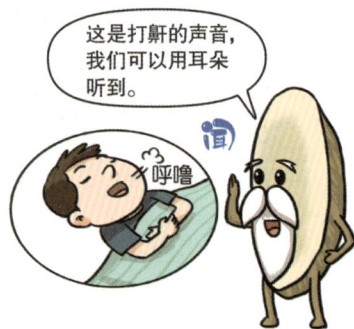

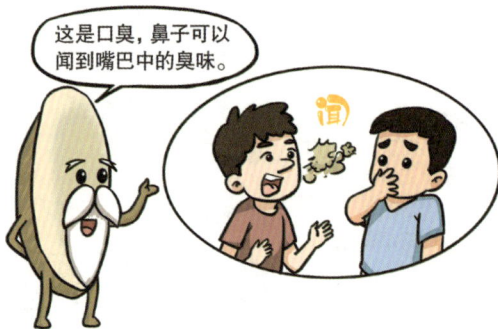

> 这是打鼾的声音，我们可以用耳朵听到。

呼噜

通过闻诊，可以补充望诊无法获取的一些信息。

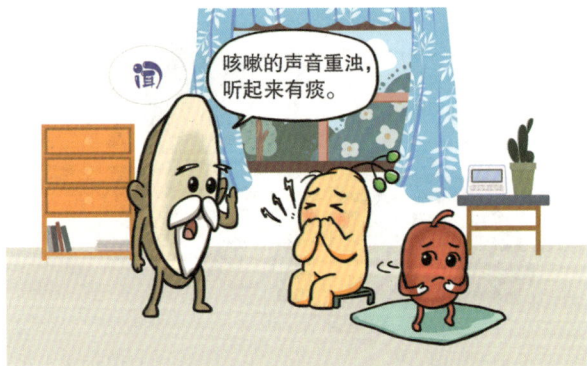

> 咳嗽的声音重浊，听起来有痰。

> 这是口臭，鼻子可以闻到嘴巴中的臭味。

然后是"问",询问患者的病史,以了解身体状况,全面了解病情。

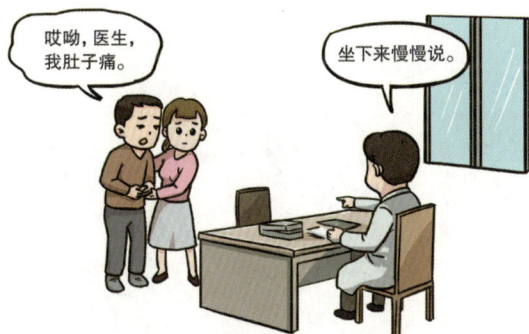

这也是我们平时见得最多的看病方式。

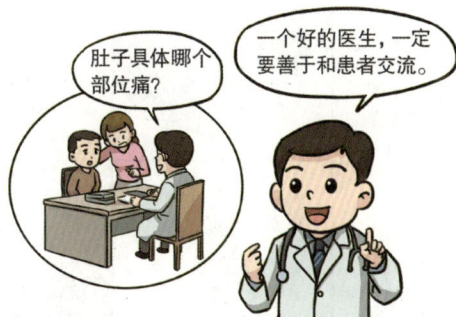

哎呦,医生,我肚子痛。

坐下来慢慢说。

肚子具体哪个部位痛?

一个好的医生,一定要善于和患者交流。

全面、详尽的问诊,有助于我们掌握患者全面的病情资料。

那么如何做到全面而没有遗漏地询问患者病情呢?

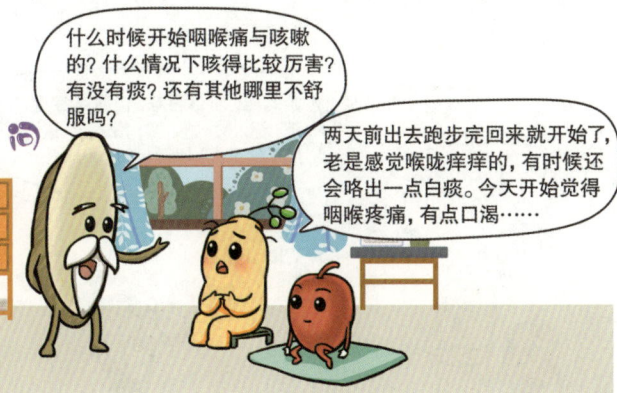

什么时候开始咽喉痛与咳嗽的?什么情况下咳得比较厉害?有没有痰?还有其他哪里不舒服吗?

两天前出去跑步完回来就开始了,老是感觉喉咙痒痒的,有时候还会咯出一点白痰。今天开始觉得咽喉疼痛,有点口渴……

要问的内容很多,为了避免出现遗漏,我们可以根据清代陈修园在《医学实在易·问证诗》中记载的"十问歌"来进行问诊。

十问歌

一问寒热二问汗,三问头身四问便,
五问饮食六问胸,七聋八渴俱当辨,
九问旧病十问因,再兼服药参机变,
妇人尤必问经期,迟速闭崩皆可见,
再添片语告儿科,天花麻疹全占验。

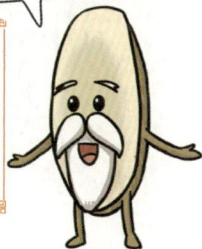

最后是"切诊"，包括脉诊和按诊，是医者运用手和指端的感觉，对患者体表某些部位进行触摸按叩的检查方法。

诊脉，是以手指按切患者体表动脉以了解病情内在变化的方法，也称切脉、把脉、摸脉。

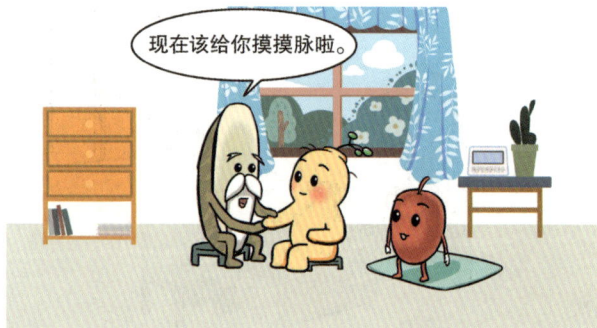

切诊

切诊可以获取很多关于疾病的信息，比如脉象的变化，胸腹的痞块，皮肤的肿胀，手足的温凉，疼痛的部位等。

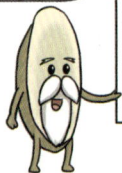

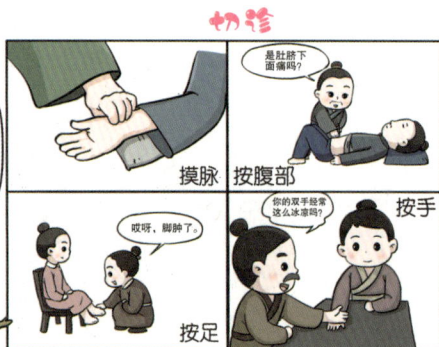

摸脉

是肚脐下面痛吗？
按腹部

哎呀，脚肿了。
按足

你的双手经常这么冰滑吗？
按手

现在该给你摸摸脉啦。

现在脉诊的部位一般是在双手桡动脉处，医生把食指、中指、无名指放在上面来感受脉搏跳动的性质。

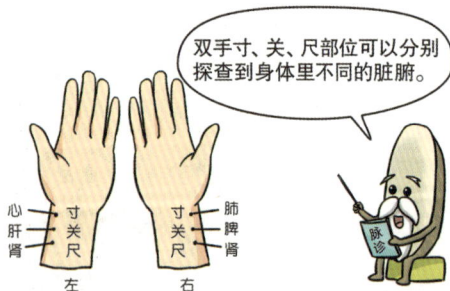

脉诊是个技术活，常见脉象就有 28 种，要准确地判定与区分这些脉象实属不易。

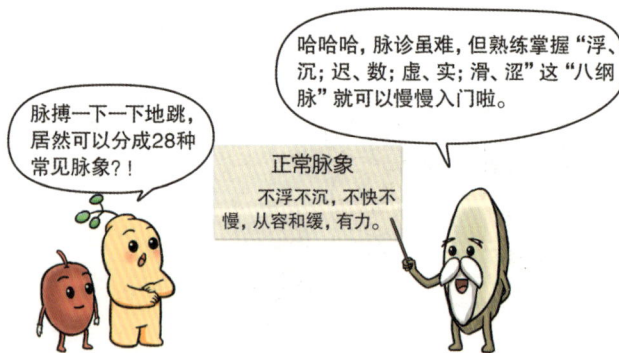

双手寸、关、尺部位可以分别探查到身体里不同的脏腑。

心 寸
肝 关
肾 尺
左

肺 寸
脾 关
肾 尺
右

脉诊

脉搏一下一下地跳，居然可以分成28种常见脉象?!

哈哈哈，脉诊虽难，但熟练掌握"浮、沉；迟、数；虚、实；滑、涩"这"八纲脉"就可以慢慢入门啦。

正常脉象
不浮不沉，不快不慢，从容和缓，有力。

脉诊虽难，但并不玄幻，像"悬丝诊脉"这些是艺术化加工的传说，并不足信。

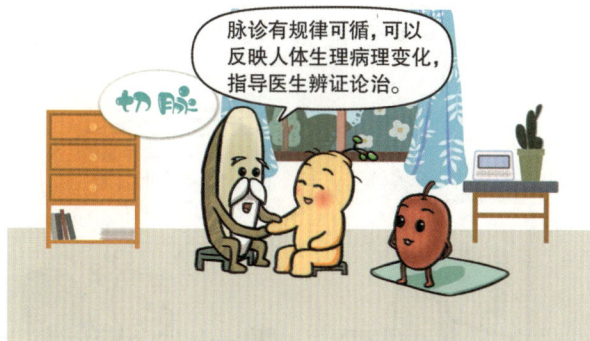

> 脉诊有规律可循，可以反映人体生理病理变化，指导医生辨证论治。

切脉

"按诊"是通过触按患者四肢、胸腹等病变部位，来推断疾病部位和性质的方法。

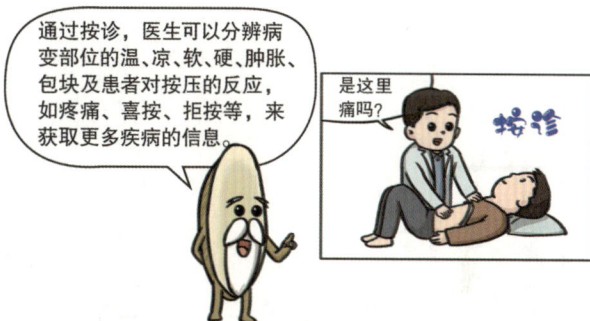

> 通过按诊，医生可以分辨病变部位的温、凉、软、硬、肿胀、包块及患者对按压的反应，如疼痛、喜按、拒按等，来获取更多疾病的信息。

> 是这里痛吗？

按诊

通过望、闻、问、切四个方法，将收集到的患者各方面的信息进行综合分析，才能得出对疾病最全面的认识。

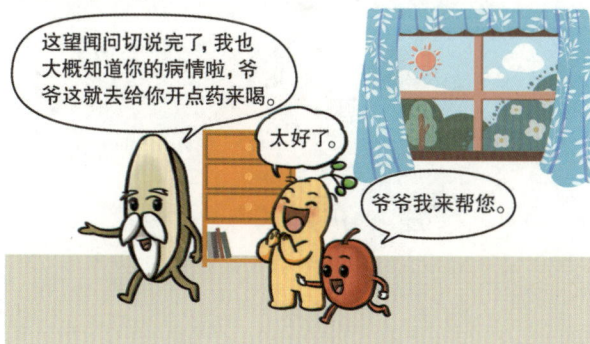

> 这望闻问切说完了，我也大概知道你的病情啦，爷爷这就去给你开点药来喝。

> 太好了。

> 爷爷我来帮您。

要想深入地了解病情，"望闻问切"的诊疗步骤缺一不可，小朋友们现在是不是更加了解中医看病的流程了呢？

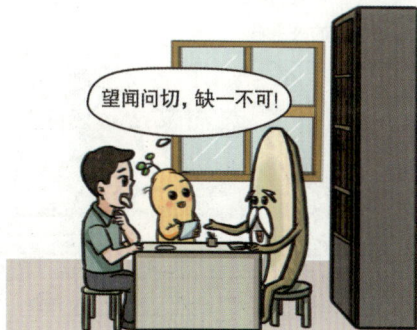

> 望闻问切，缺一不可！

2. 起死回生

电视里正播放着患者家属拿着锦旗来医院感谢医生的情节，人参娃目不转睛地看着。

黄芪爷爷慢悠悠地走了过来。

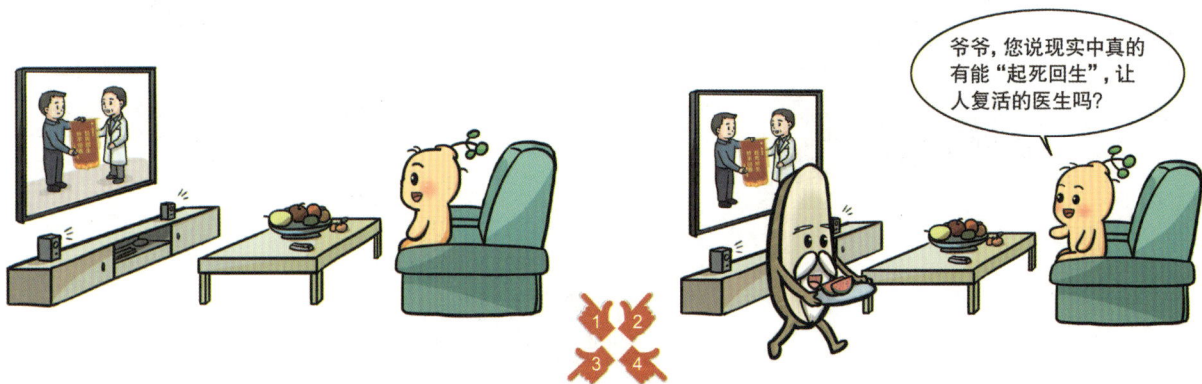

> 爷爷，您说现实中真的有能"起死回生"，让人复活的医生吗？

听到人参娃的问题，芪爷爷打算好好解释一下。

很久很久以前，我们脚下这片土地，是由许多个诸侯国组成的。

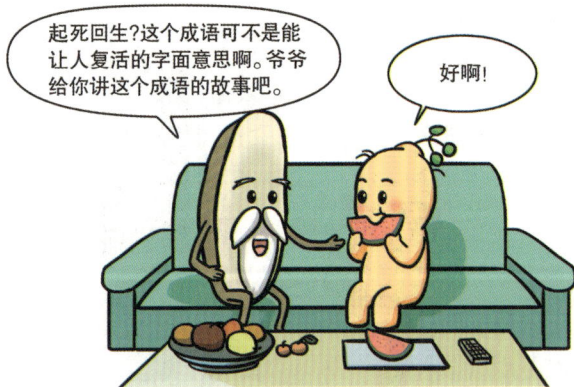

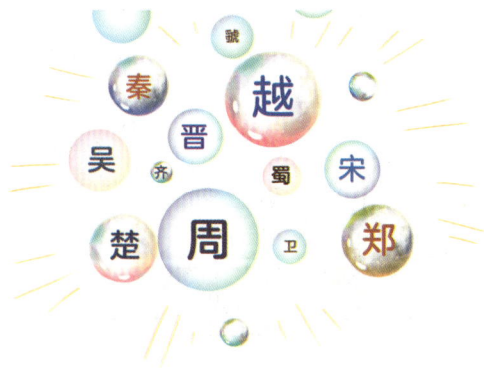

> 起死回生？这个成语可不是能让人复活的字面意思啊。爷爷给你讲这个成语的故事吧。

> 好啊！

越 秦 晋 吴 齐 蜀 宋 楚 周 卫 郑

其中，有一个叫郑国的地方。

那里出了一位医术高超且医德高尚的医生，名叫扁鹊。

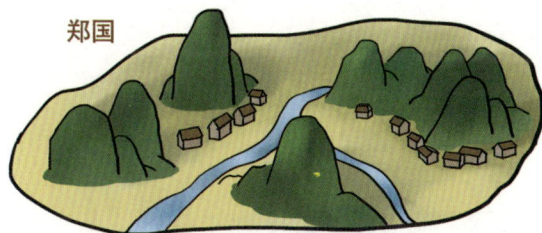

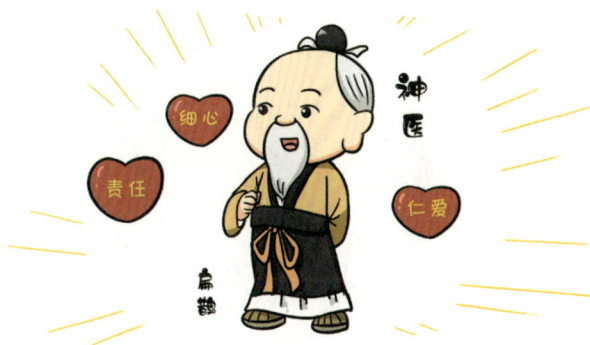

他对待每一位患者都如同自己的家人，亲切询问、谨慎诊治。

还常常自掏腰包帮助穷苦的患者。

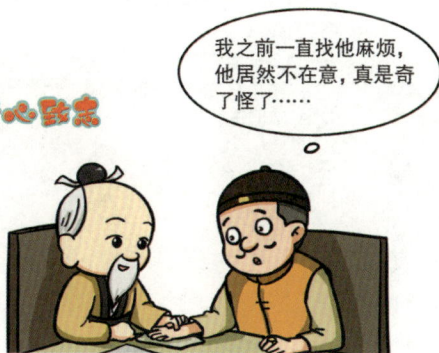

我之前一直找他麻烦，他居然不在意，真是奇了怪了……

专心致志

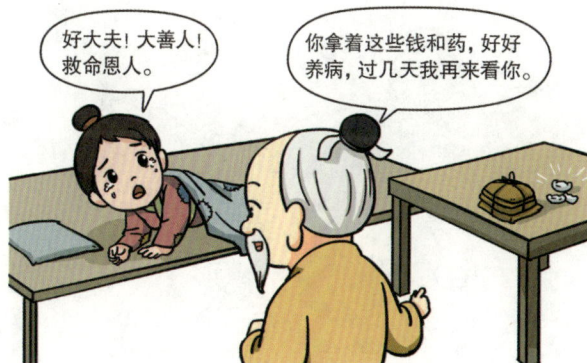

好大夫! 大善人! 救命恩人。

你拿着这些钱和药，好好养病，过几天我再来看你。

因此赢得了百姓们的一致信任与爱戴。

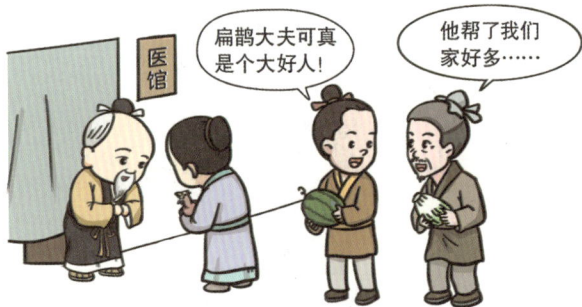

扁鹊在行医数年后，收了两位弟子——子阳与子豹。

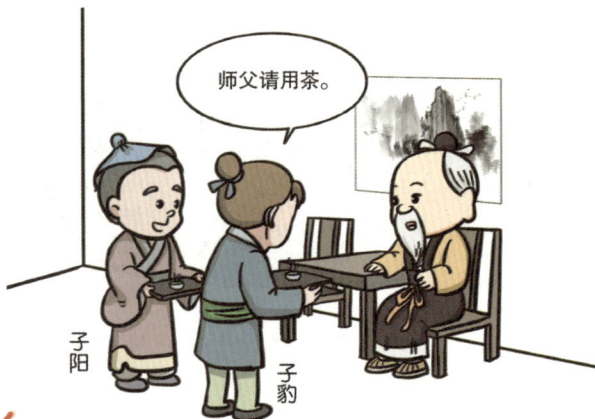

> 扁鹊大夫可真是个大好人！

> 他帮了我们家好多……

医馆

> 师父请用茶。

子阳

子豹

师徒三人常常四处游历、学习，并为当地人诊病。

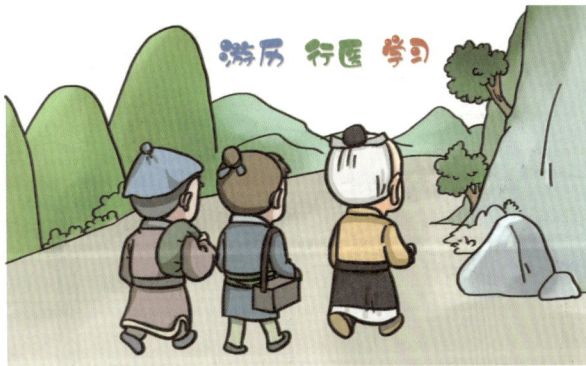

游历 行医 学习

有一天，他们来到了一个叫"虢（Guó）国"的地方。

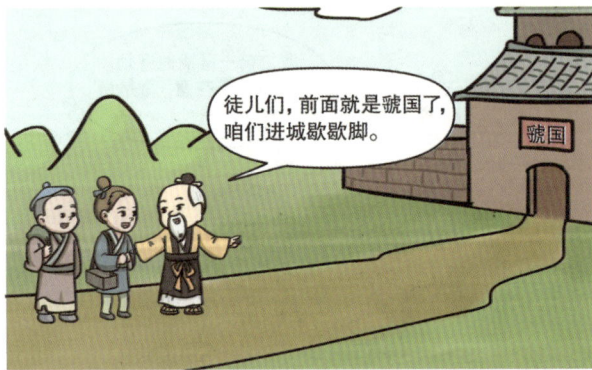

> 徒儿们，前面就是虢国了，咱们进城歇歇脚。

虢国

这一天并不是什么重大节日，可沿街却有许多百姓在做着祈福消灾的仪式。

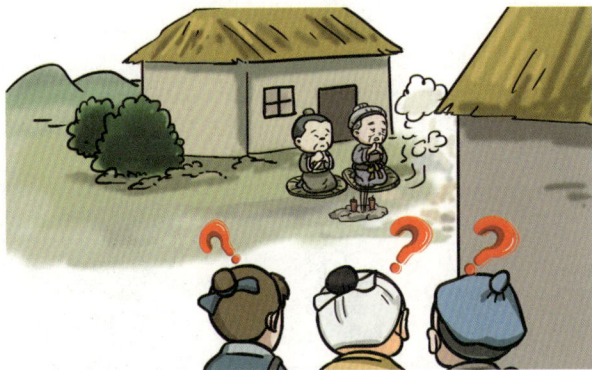

扁鹊一行人感到十分奇怪，子阳便去向过往的行人打听。

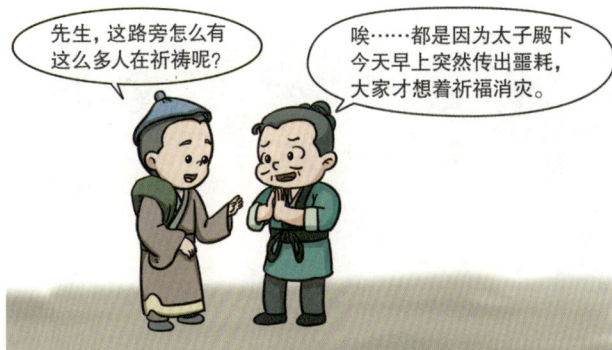

> 先生，这路旁怎么有这么多人在祈祷呢？

> 唉……都是因为太子殿下今天早上突然传出噩耗，大家才想着祈福消灾。

原来是虢太子出了事。这下，扁鹊更感奇怪了。

为了搞清事情的缘由，扁鹊和弟子们来到王宫门前。

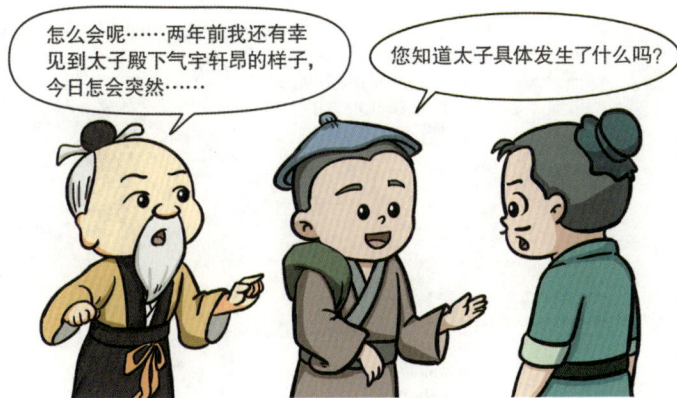

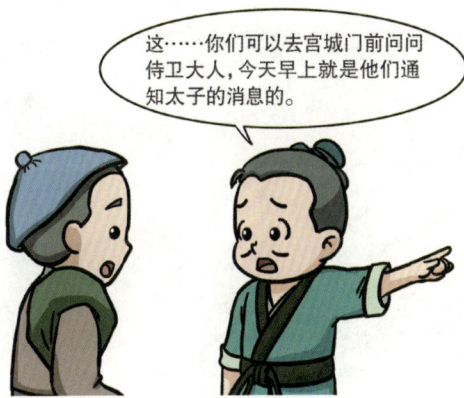

> 怎么会呢……两年前我还有幸见到太子殿下气宇轩昂的样子，今日怎会突然……

> 您知道太子具体发生了什么吗？

> 这……你们可以去宫城门前问问侍卫大人，今天早上就是他们通知太子的消息的。

往日护卫森严的宫城门口，此时只剩下两名侍卫站岗，隐隐约约还有痛哭声从里面传出。

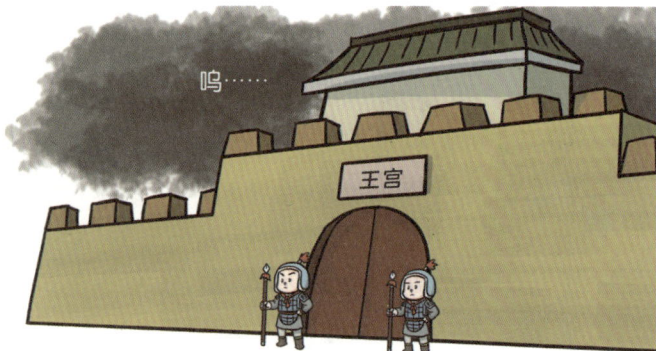

扁鹊赶忙上前去询问守卫，可守卫一时也讲不清楚太子到底发生了什么。

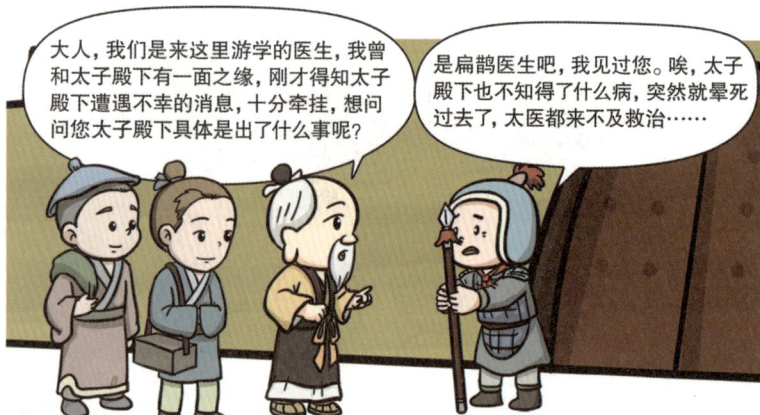

呜……

王宫

大人，我们是来这里游学的医生，我曾和太子殿下有一面之缘，刚才得知太子殿下遭遇不幸的消息，十分牵挂，想问问您太子殿下具体是出了什么事呢？

是扁鹊医生吧，我见过您。唉，太子殿下也不知得了什么病，突然就晕死过去了，太医都来不及救治……

焦急的扁鹊想进去看看太子，兴许还有救。

经过一番思考，扁鹊想到一个办法。

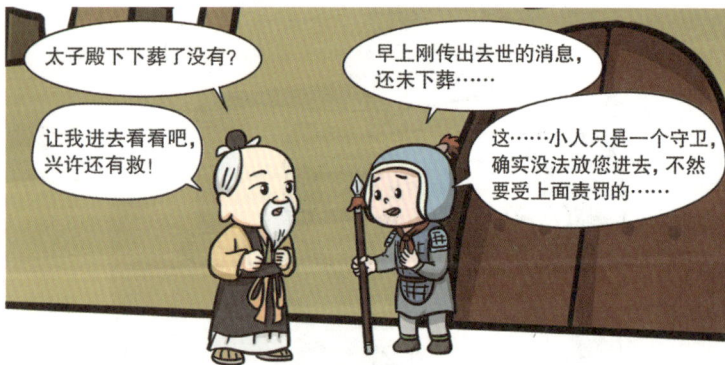

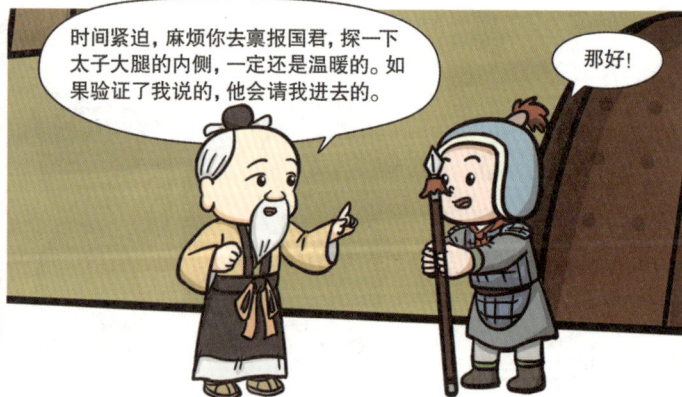

太子殿下下葬了没有？

早上刚传出去世的消息，还未下葬……

让我进去看看吧，兴许还有救！

这……小人只是一个守卫，确实没法放您进去，不然要受上面责罚的……

时间紧迫，麻烦你去禀报国君，探一下太子大腿的内侧，一定还是温暖的。如果验证了我说的，他会请我进去的。

那好！

太子果真如扁鹊说的那样，国君赶忙请扁鹊进来。

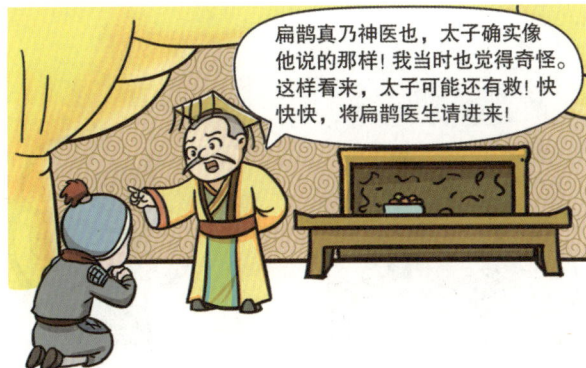

> 扁鹊真乃神医也，太子确实像他说的那样！我当时也觉得奇怪。这样看来，太子可能还有救！快快快，将扁鹊医生请进来！

扁鹊听国君讲完事情的经过，便思索起救治的办法来。

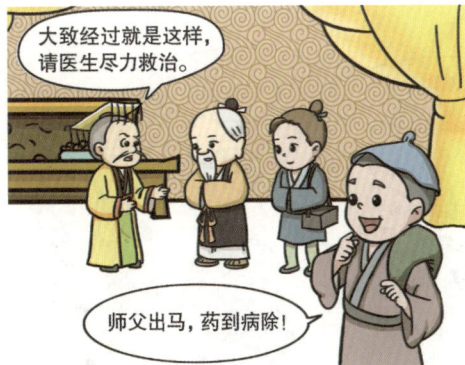

> 大致经过就是这样，请医生尽力救治。

> 师父出马，药到病除！

只见他略加停顿后，取出针具，迅速在太子身上刺扎起来。

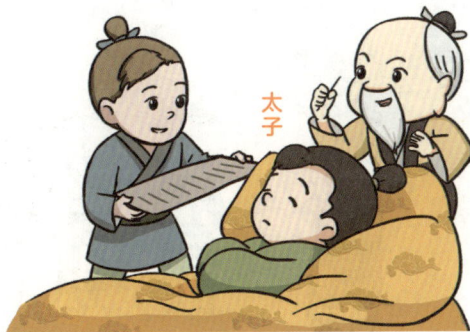

太子

没一会儿，太子竟然奇迹般苏醒过来。

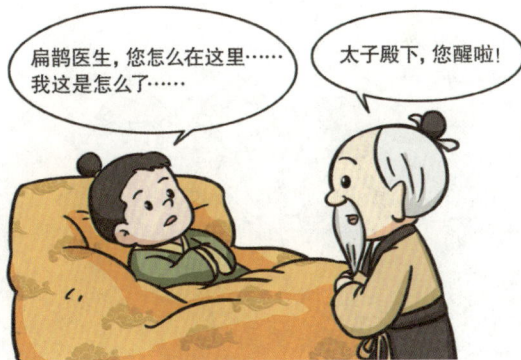

> 扁鹊医生，您怎么在这里……我这是怎么了……

> 太子殿下，您醒啦！

在场的人无一不为扁鹊的医术震惊……

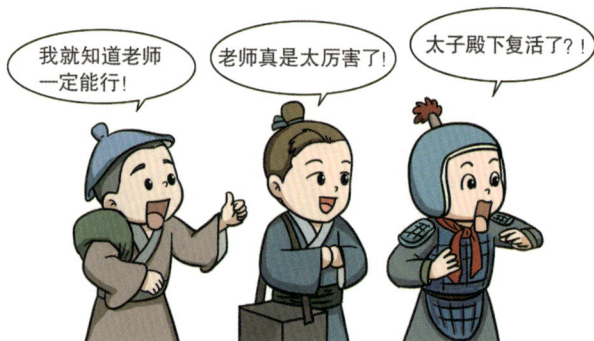

扁鹊又为太子开了几付中药，太子喝了药，很快便恢复了健康。

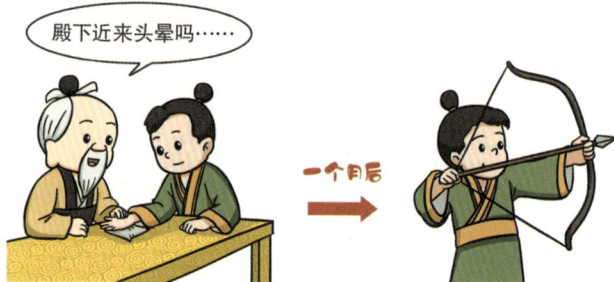

我就知道老师一定能行！

老师真是太厉害了！

太子殿下复活了？！

殿下近来头晕吗……

一个月后

自此之后，扁鹊"起死回生"的神奇技艺便流传开来。

每每面对人们的赞叹，扁鹊都谦逊地解释着。

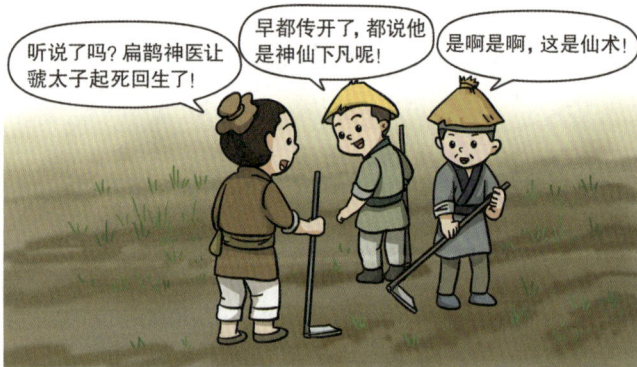

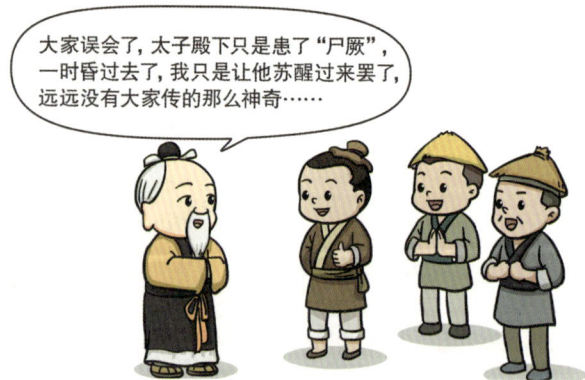

听说了吗？扁鹊神医让虢太子起死回生了！

早都传开了，都说他是神仙下凡呢！

是啊是啊，这是仙术！

大家误会了，太子殿下只是患了"尸厥"，一时昏过去了，我只是让他苏醒过来罢了，远远没有大家传的那么神奇……

起死回生

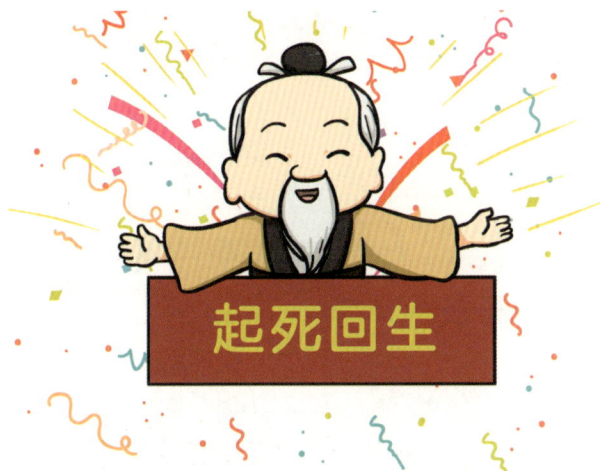

但人们仍然相信他能"起死回
生"。久而久之，这个成语就成了
对一个医生高超医术的赞美。

这就是起死回生的成语典故，
你们了解这个成语意思了吗？

"起死回生"这个成语，指的是使死人
复活，多形容医术高明或技术高明，也
比喻把处于毁灭境地的事物挽救回来。

原来是这
个意思啊。

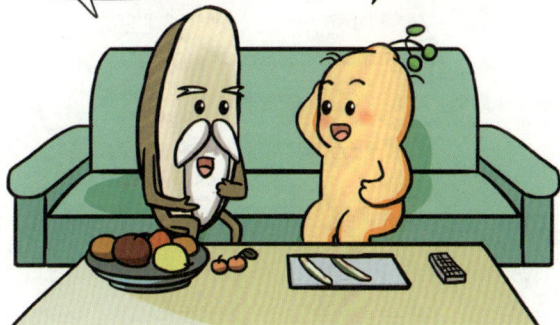

3. 防微杜渐

生姜奶奶迎着暖暖的阳光，在院子里晨练。

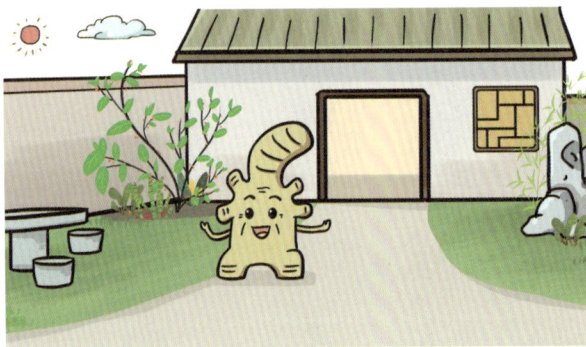

人参娃、枣妹妹看到后也加入了晨练的队伍。

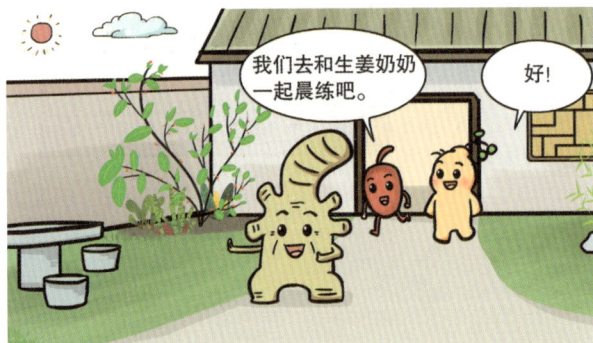

> 我们去和生姜奶奶一起晨练吧。
>
> 好！

人参娃和枣妹妹十分佩服生姜奶奶的毅力。

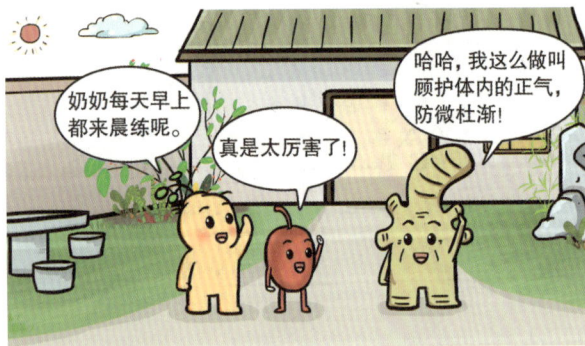

休息时间，生姜奶奶给两个孩子讲起了防微杜渐的故事。

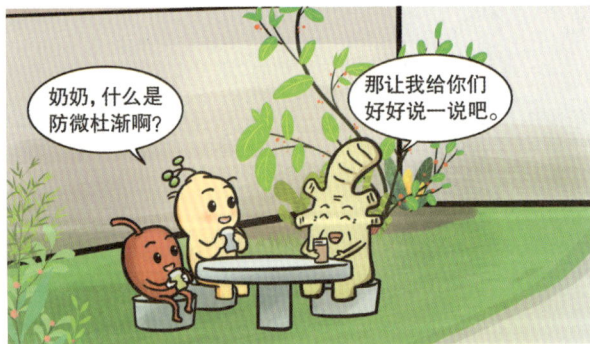

> 奶奶每天早上都来晨练呢。
>
> 真是太厉害了！
>
> 哈哈，我这么做叫顾护体内的正气，防微杜渐！

> 奶奶，什么是防微杜渐啊？
>
> 那让我给你们好好说一说吧。

传闻扁鹊的医术天下闻名，他总结了四诊的方法，撰写了《难经》这一著作，被后世称为神医。

不过很少人知道扁鹊是家里的老三，他还有大哥、二哥两个兄长。

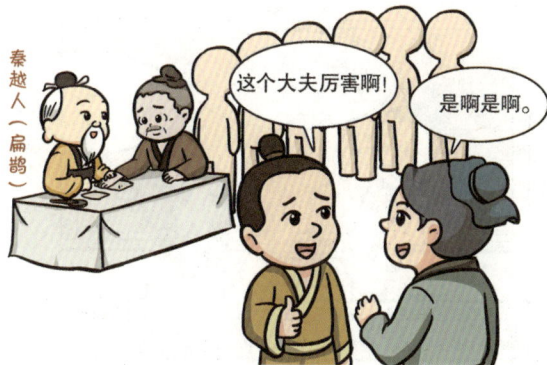

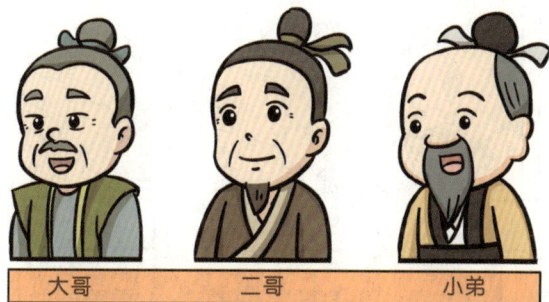

秦越人（扁鹊）

这个大夫厉害啊！

是啊是啊。

大哥　　　二哥　　　小弟

一家三兄弟均是医师，但为什么只有扁鹊出名呢？

这是因为大家都认为大哥的看病水平不高，而二哥只能看一些小病，二者远远不如扁鹊。

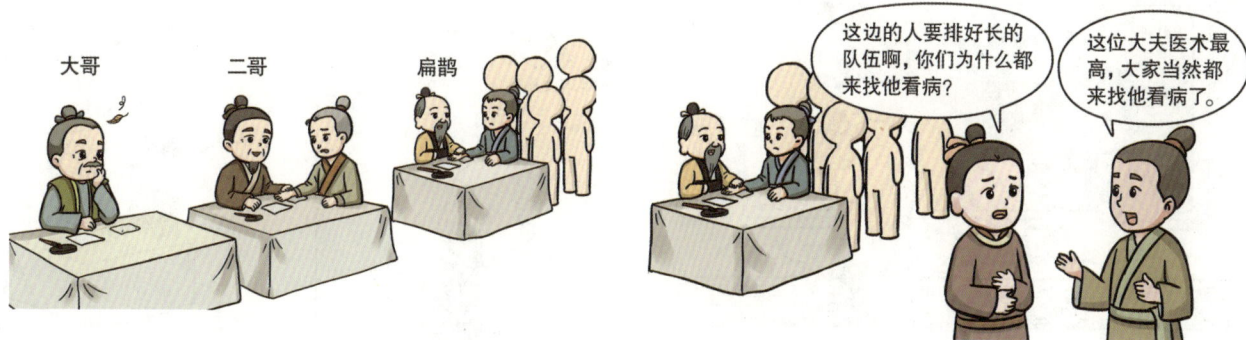

大哥　　　二哥　　　扁鹊

这边的人要排好长的队伍啊，你们为什么都来找他看病？

这位大夫医术最高，大家当然都来找他看病了。

有一次魏文王接见扁鹊，也提到了这个事情。

魏文王对扁鹊的话感到很奇怪。

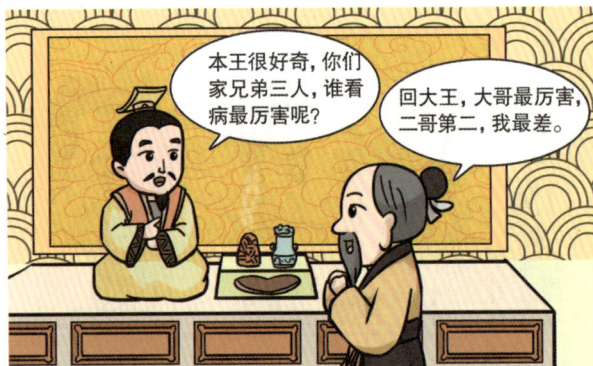

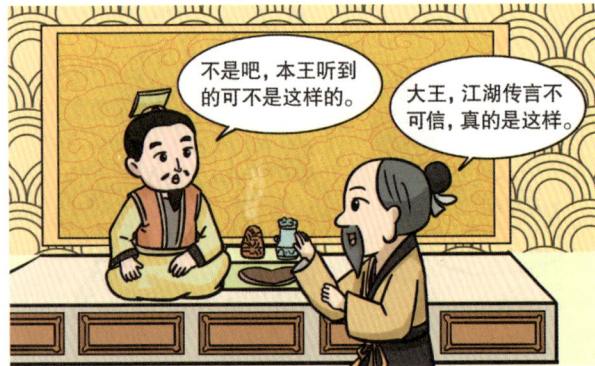

本王很好奇，你们家兄弟三人，谁看病最厉害呢？

回大王，大哥最厉害，二哥第二，我最差。

不是吧，本王听到的可不是这样的。

大王，江湖传言不可信，真的是这样。

原来这其中还另有一番故事，扁鹊细细地向魏文王解释起来。

大哥擅长治疗未病，在病还没有表现出来的时候就把它除掉了。

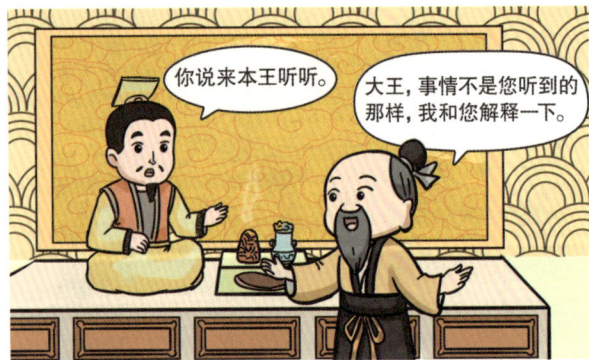

你说来本王听听。

大王，事情不是您听到的那样，我和您解释一下。

大哥可以治未病，就是在病还没有表现出来的时候就把病除掉了，有些患者在不知情的情况下就被治愈了。

我有什么毛病吗？

你现在有点问题，不过问题不大，我给你……

大哥

被医治的人认为自己根本没有病，所以大家觉得大哥看病水平不高。

二哥能治已病，此时疾病刚发生，还不太严重，他就及时地帮患者医治好了。

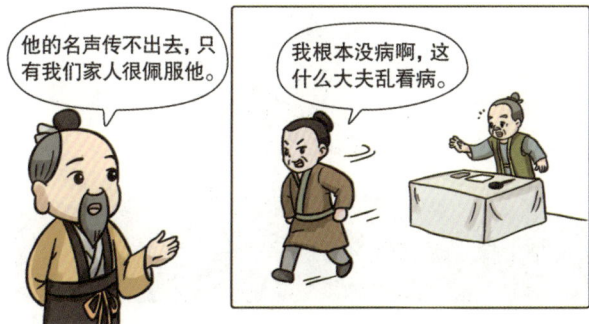

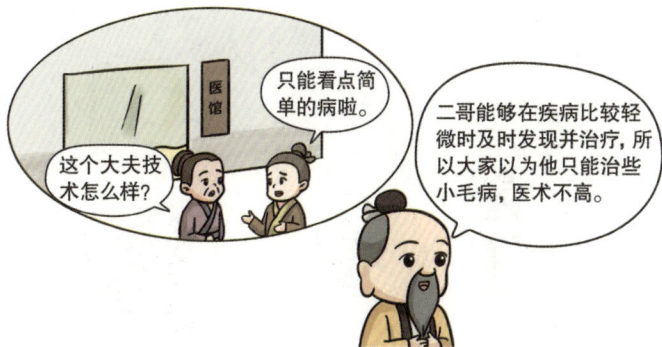

相比于他们而言，扁鹊治的都是重病，患者往往痛苦万分，家人担心着急。

扁鹊或用针刺血脉，或用烈性药以毒攻毒，或用药膏敷在肌肤上，甚至应用手术等多种方法来治疗疾病。

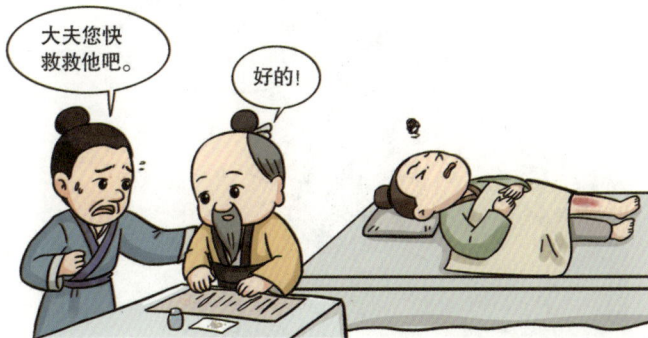

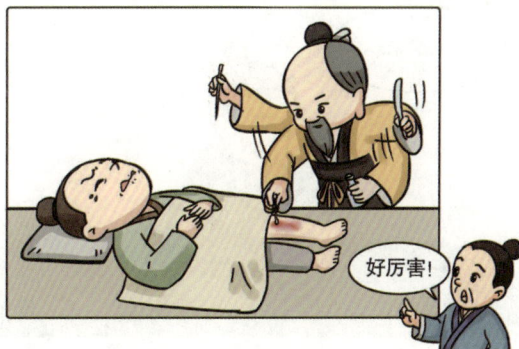

治好后大家都认为扁鹊最厉害，所以名气也最大。

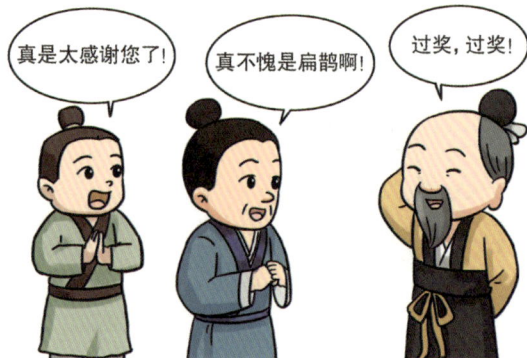

其实疾病就像草，治疗疾病就像拔草，大哥是在草种还没发芽的时候就把种子从地里拿出来了。

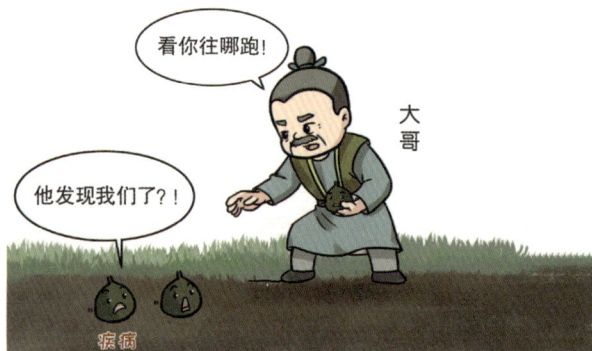

二哥是在草种刚发芽的时候就把芽掐掉了。

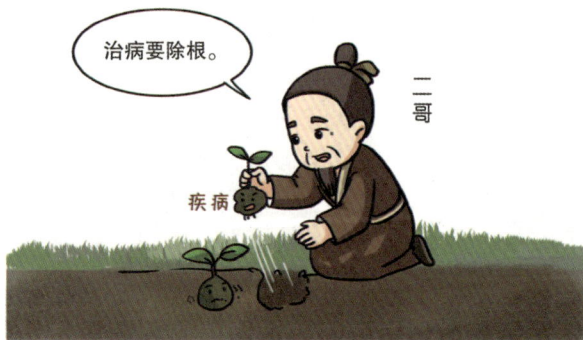

而扁鹊则是等草长得茂盛后把草除掉。

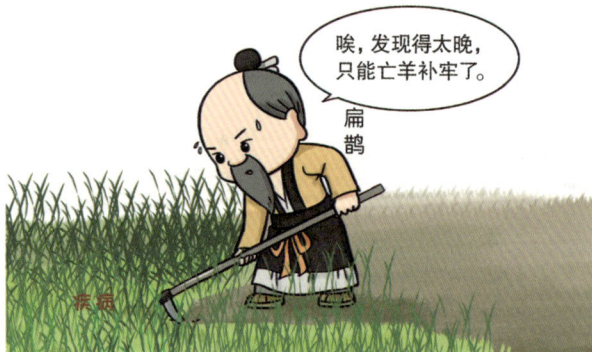

病情严重的时候挽救，不如在疾病刚发作的时候控制；疾病刚发作的时候控制，不如在疾病发作之前预防。

听完了故事，人参娃和枣妹妹收获颇丰。

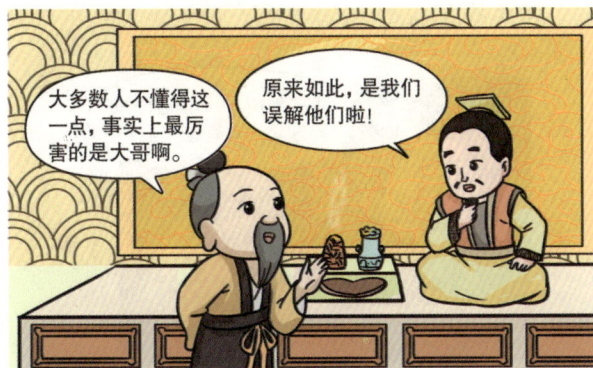

大多数人不懂得这一点，事实上最厉害的是大哥啊。

原来如此，是我们误解他们啦！

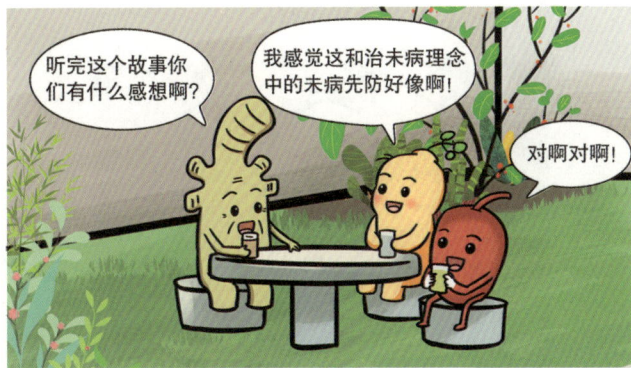

听完这个故事你们有什么感想啊？

我感觉这和治未病理念中的未病先防好像啊！

对啊对啊！

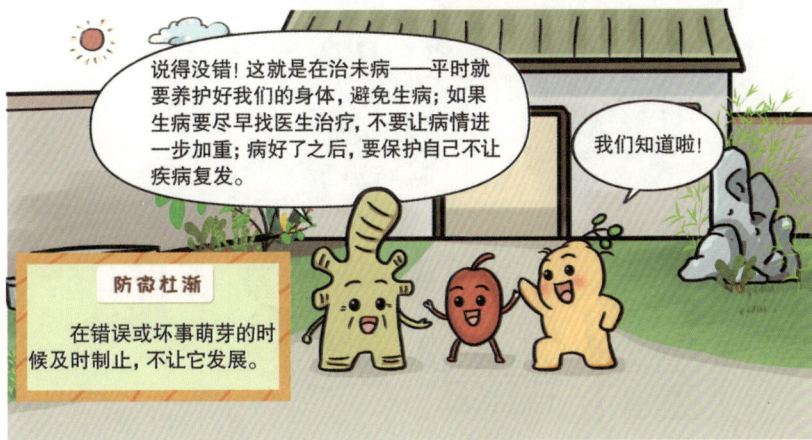

说得没错！这就是在治未病——平时就要养护好我们的身体，避免生病；如果生病要尽早找医生治疗，不要让病情进一步加重；病好了之后，要保护自己不让疾病复发。

我们知道啦！

防微杜渐

在错误或坏事萌芽的时候及时制止，不让它发展。

平时就养成好的生活习惯，警惕我们的正气被消耗、防止疾病趁乱侵入人体，这就是防微杜渐了。

4. 对症下药

华佗的大名响彻各行各界。

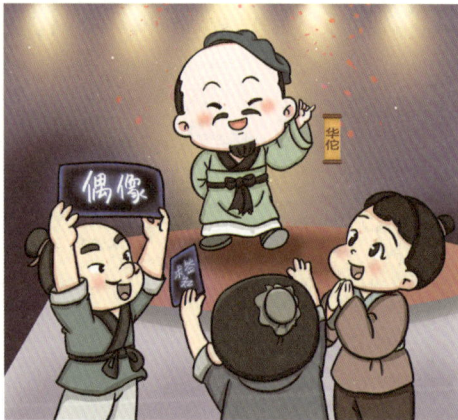

他是我国历史上鼎鼎有名的医学家。

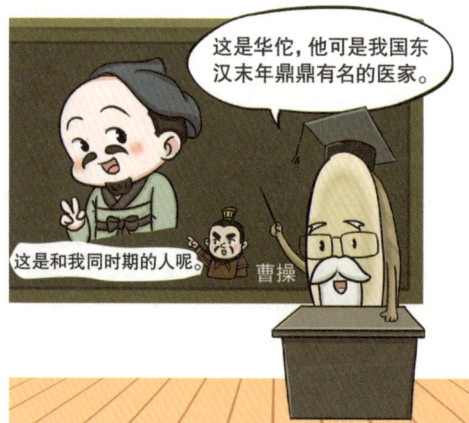

> 这是华佗，他可是我国东汉末年鼎鼎有名的医家。
> 这是和我同时期的人呢。 曹操

他医术十分了得，精通内、外、妇、儿、针灸各科。

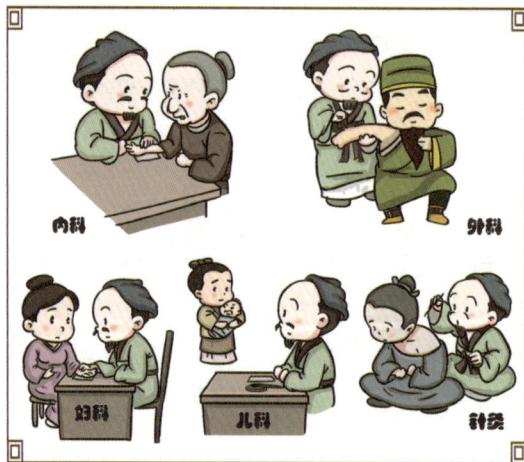

他有很多被大家津津乐道的故事，其中最为人所惊叹的是他高超的医术。

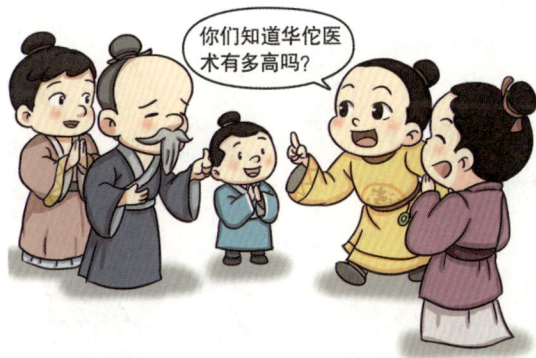

你们知道华佗医术有多高吗？

有一次，两个患者一同找华佗看病。

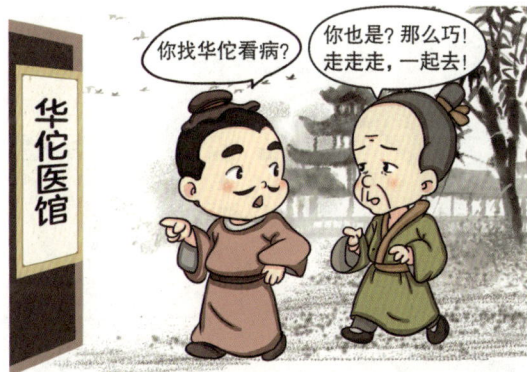

你找华佗看病？

你也是？那么巧！走走走，一起去！

华佗医馆

这两人诉说的症状相同，都是头痛发热。

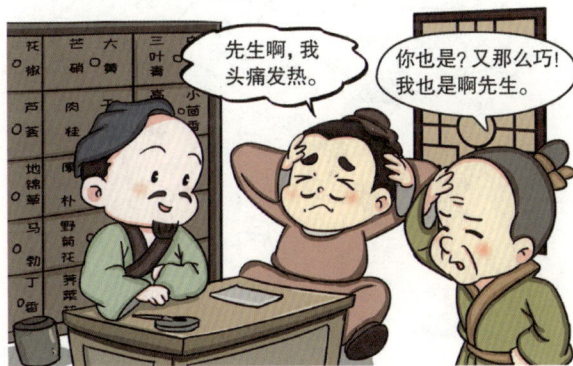

先生啊，我头痛发热。

你也是？又那么巧！我也是啊先生！

华佗经过诊断后，给患者甲开了泻药，却给患者乙开了发汗的药。

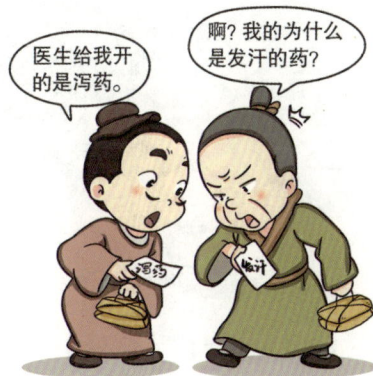

医生给我开的是泻药。

啊？我的为什么是发汗的药？

为什么两个人的症状相同，开出来的方药却不一样呢？

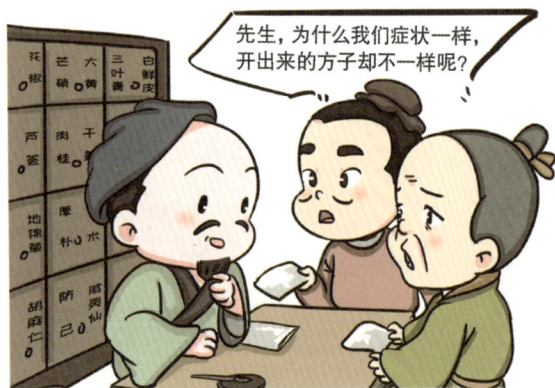

先生，为什么我们症状一样，开出来的方子却不一样呢？

华佗摸着自己的小胡子，解释道："你们两个虽然表现出来的症状相同，但是引起症状的病因却不一样。"

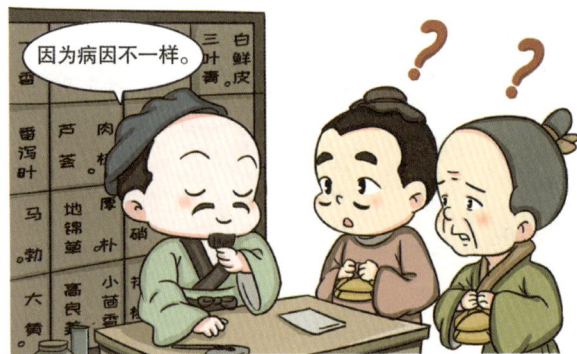

因为病因不一样。

"你们的疾病，一个是由于吃了辛辣的食物，导致胃肠积滞，邪热上犯头脑引起的，而另一个却是由于外感风寒，受凉引起的。"

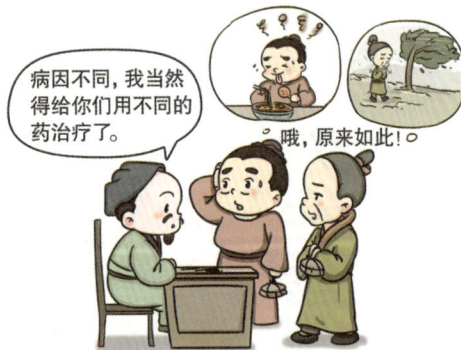

病因不同，我当然得给你们用不同的药治疗了。

哦，原来如此！

恍然大悟的二人乖乖地回家服药后，没过多久就痊愈了。

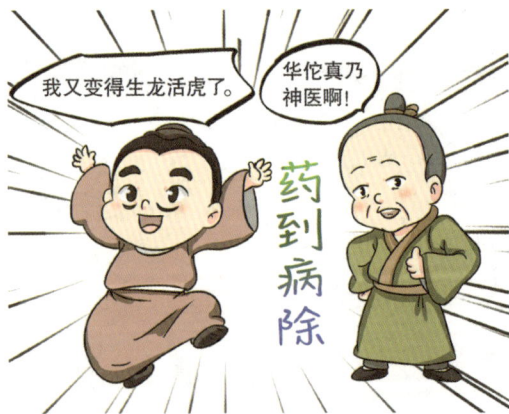

我又变得生龙活虎了。

华佗真乃神医啊！

药到病除

这就是"对症下药"这个成语的由来，比喻针对具体情况决定解决问题的办法。

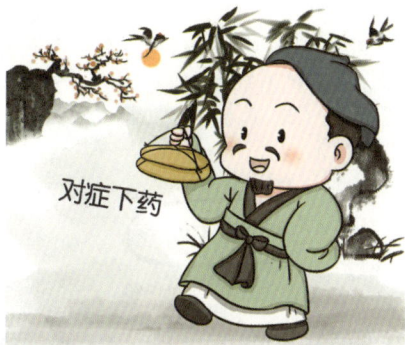

中医治疗疾病，可不是简简单单的头痛医头，脚痛医脚，要讲究"对症下药"。

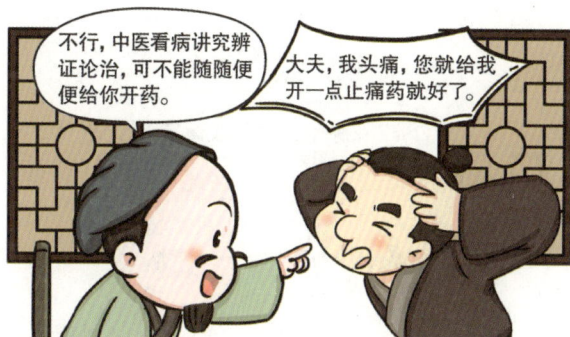

对症下药

> 大夫，我头痛，您就给我开一点止痛药就好了。

> 不行，中医看病讲究辨证论治，可不能随随便便给你开药。

不能只通过外在的表象来看待事物，还要看到疾病的内在和实质。

小朋友们，你们理解了吗？

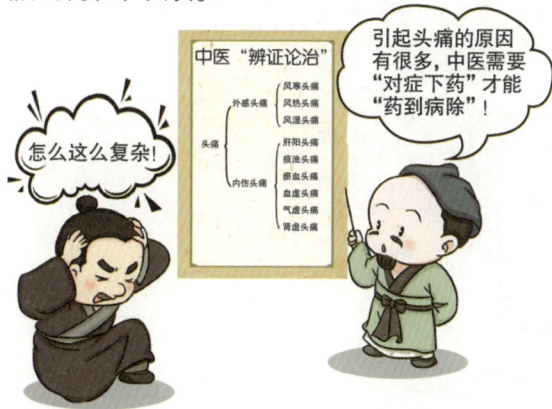

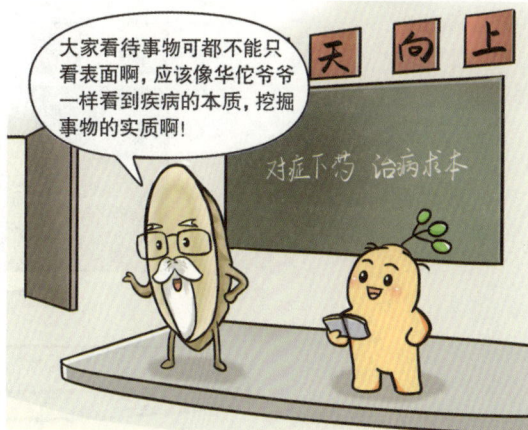

> 引起头痛的原因有很多，中医需要"对症下药"才能"药到病除"！

> 怎么这么复杂！

中医"辨证论治"

头痛
外感头痛
风寒头痛
风热头痛
风湿头痛

内伤头痛
肝阳头痛
瘀血头痛
血虚头痛
气虚头痛
肾虚头痛

> 大家看待事物可都不能只看表面啊，应该像华佗爷爷一样看到疾病的本质，挖掘事物的实质啊！

天 向 上

对症下药 治病求本

5. 良药苦口

当面批评的话语很刺耳，但它能帮助我们修正错误。

这就像药一样，虽然又苦又难吃，却能够很好地治疗疾病，让我们恢复健康！

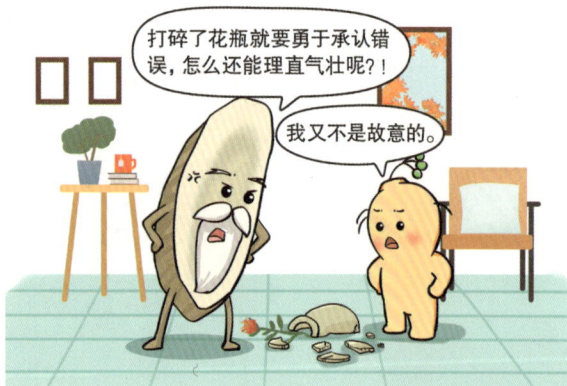

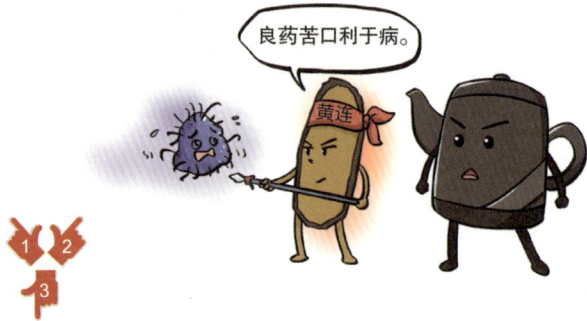

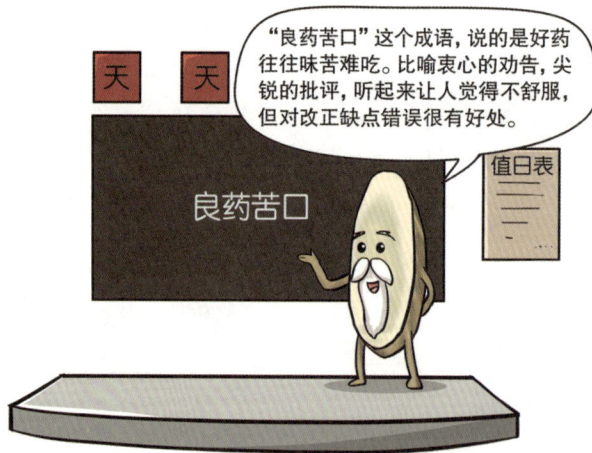

而说要"良药苦口",印象最深刻的莫过于中药了。

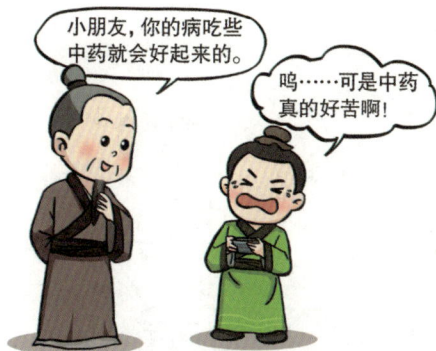

中药给人的印象经常是又苦又黑又难喝。

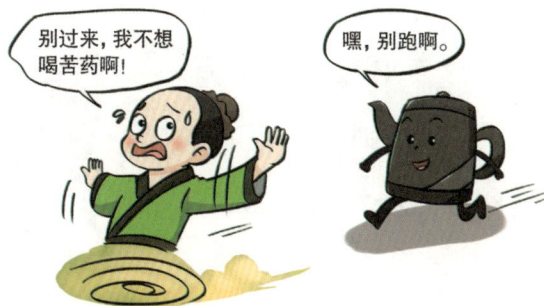

> 小朋友,你的病吃些中药就会好起来的。

> 呜……可是中药真的好苦啊!

> 别过来,我不想喝苦药啊!

> 嘿,别跑啊。

中药们感到很委屈,他们也想和小朋友们做朋友。

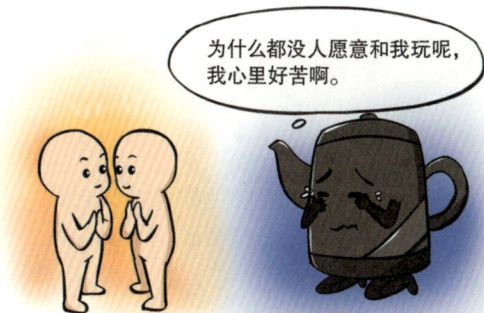

虽然味道苦,但是它们治疗疾病的能力可是非常强的呢。

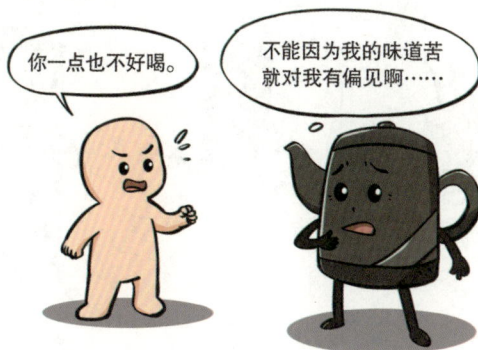

> 为什么都没人愿意和我玩呢,我心里好苦啊。

> 你一点也不好喝。

> 不能因为我的味道苦就对我有偏见啊……

味道比较苦的中药，往往具有清热泻火、燥湿等作用。

常常用来治疗口疮、便秘等疾病。

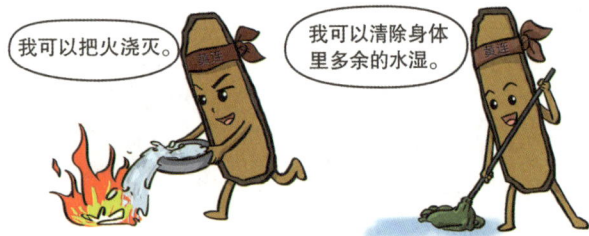

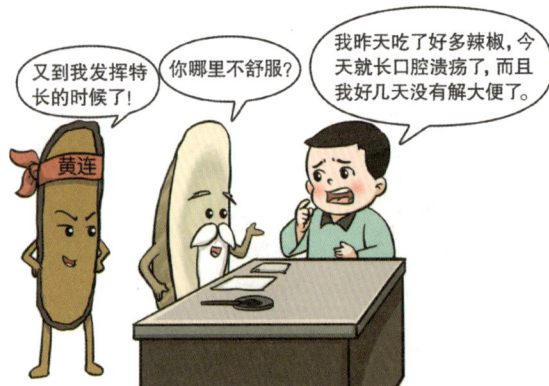

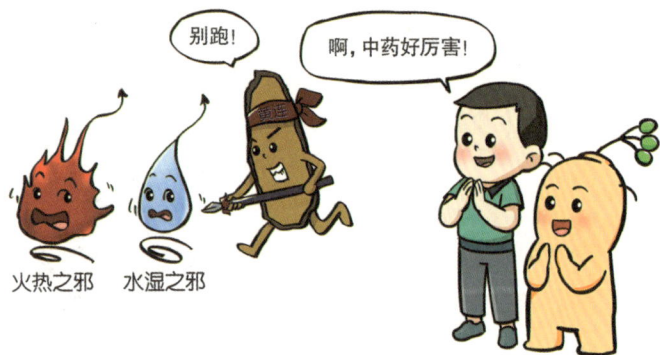

我可以把火浇灭。

我可以清除身体里多余的水湿。

又到我发挥特长的时候了!

你哪里不舒服?

我昨天吃了好多辣椒，今天就长口腔溃疡了，而且我好几天没有解大便。

别跑!

啊，中药好厉害!

火热之邪　水湿之邪

因为这些疾病往往是由火热或水湿之邪引起的，苦味的中药能够很好地解决它们。

不过需要注意的是，中药可不全都是苦味的，它们的味道其实非常丰富。

中药有酸涩味、苦味、甘味、辛味和咸味，这么多种味道任你挑！

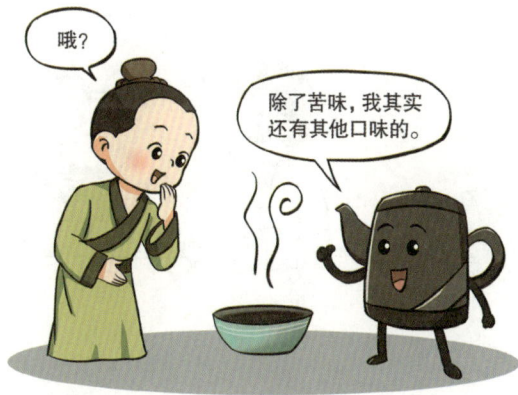

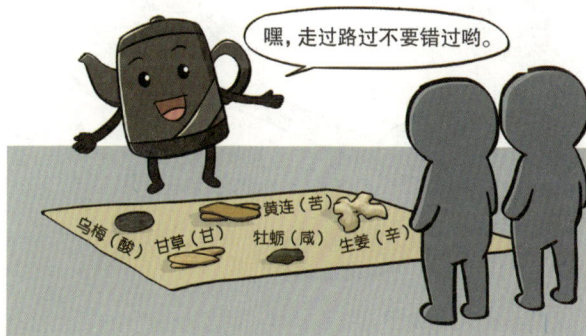

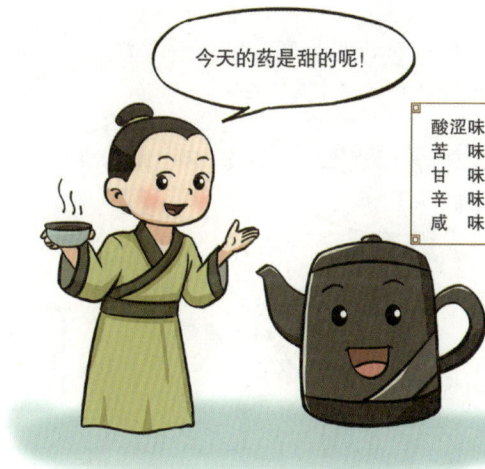

哦？

除了苦味，我其实还有其他口味的。

嘿，走过路过不要错过哟。

乌梅（酸） 甘草（甘） 黄连（苦） 牡蛎（咸） 生姜（辛）

今天的药是甜的呢！

酸涩味：具有敛汗、止血等作用。
苦　味：具有清热泻火、燥湿等作用。
甘　味：具有补虚、缓急止痛等作用。
辛　味：具有行气、活血等作用。
咸　味：具有泻下、软坚散结等作用。

不同味道的中药有着不同的治疗作用，说不定下次喝到的中药就是甘甜的。

当然由于中药大多以苦味为主，混合在一起后常常会变为一碗苦药……

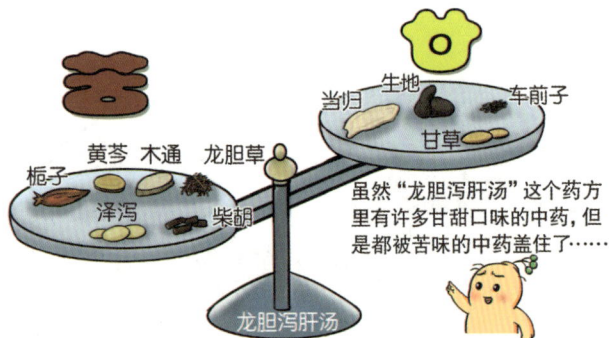

但是现在为了让更多的孩子们不畏惧喝药，医生们正不断研制出口感和疗效俱佳的中药！

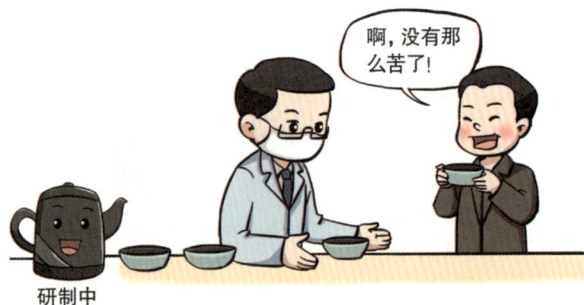

生地
当归
车前子
甘草
黄芩　木通　龙胆草
栀子
泽泻　　柴胡

虽然"龙胆泻肝汤"这个药方里有许多甘甜口味的中药，但是都被苦味的中药盖住了……

龙胆泻肝汤

啊，没有那么苦了！

研制中

不过，"是药三分毒"，即使再可口的药物也不能多吃啊。

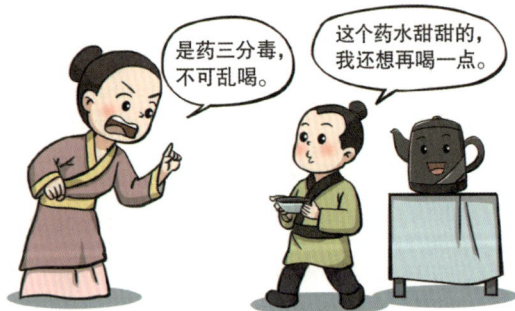

是药三分毒，不可乱喝。

这个药水甜甜的，我还想再喝一点。

良药苦口利于病，忠言逆耳利于行，让我们不惧批评，勇敢成长吧！

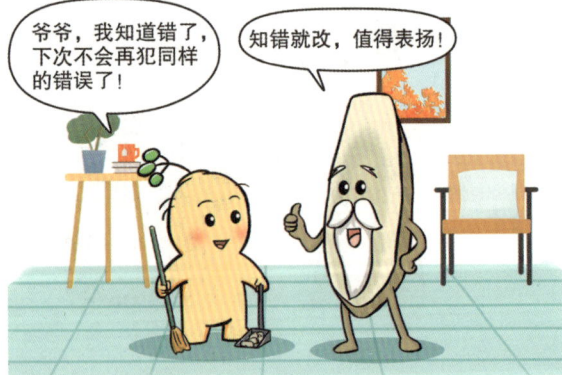

爷爷，我知道错了，下次不会再犯同样的错误了！

知错就改，值得表扬！

030

6. 病从口入

俗话说"祸从口出",意思是说话不谨慎常常会导致灾祸。

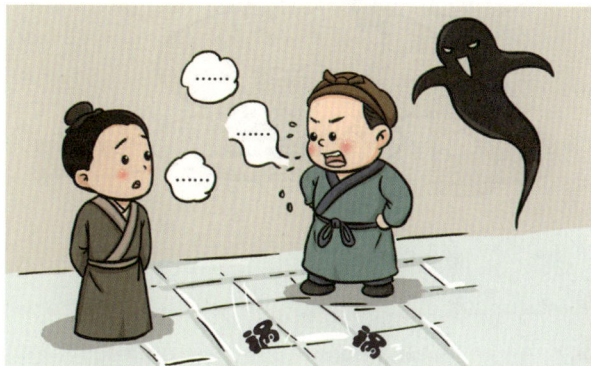

所以我们的嘴巴,不仅不能乱说话,还不能乱吃东西。

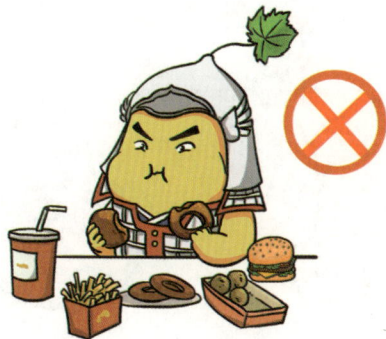

"祸从口出"的前面还有一句——"病从口入",指的是饮食不注意常常会导致人们生病。

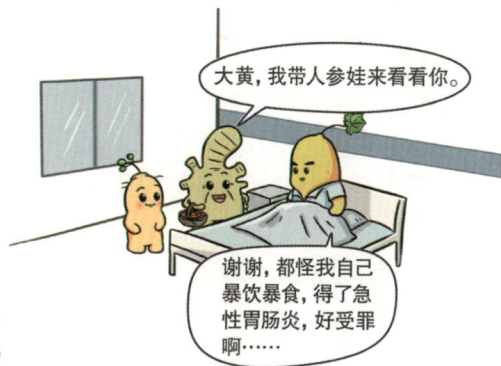

> 大黄,我带人参娃来看看你。

> 谢谢,都怪我自己暴饮暴食,得了急性胃肠炎,好受罪啊……

不过怎么样才算没有乱吃东西呢?

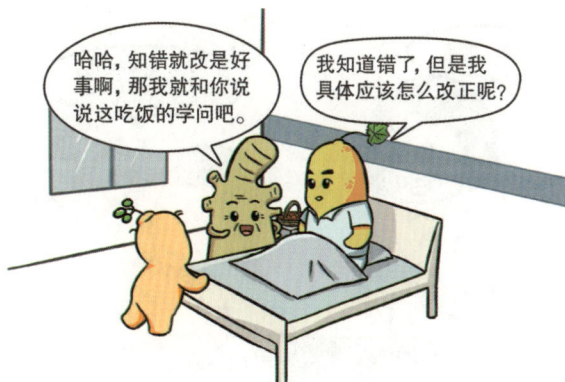

> 哈哈,知错就改是好事啊,那我就和你说说这吃饭的学问吧。

> 我知道错了,但是我具体应该怎么改正呢?

第一，食量恰当，不管吃什么，我们进食的量都要适当。

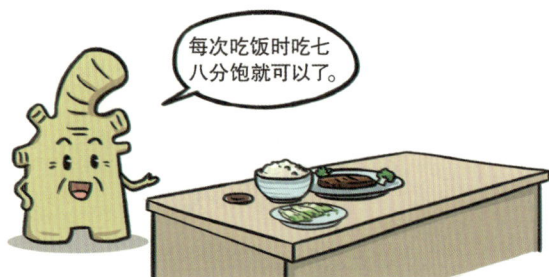

不能饮食过量，因为会导致营养过剩，容易引发食积、肥胖等许多疾病。

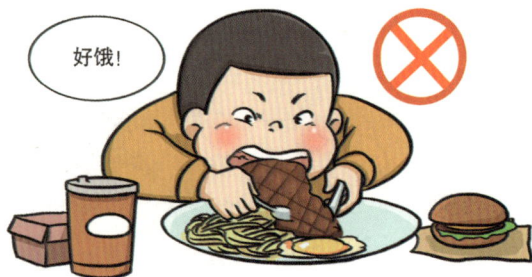

每次吃饭时吃七八分饱就可以了。

好饿！

但是也不能刻意地减少食量，因为长期进食不足，会导致营养不良，身体虚弱。

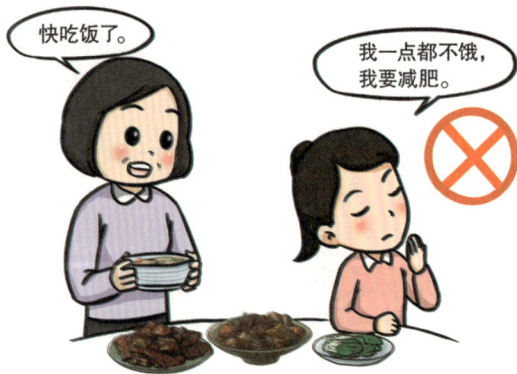

暴饮暴食或少食饥饿都会导致我们的脾胃生病。

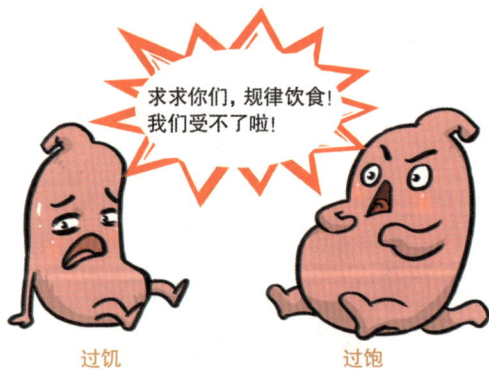

快吃饭了。

我一点都不饿，我要减肥。

求求你们，规律饮食！我们受不了啦！

过饥

过饱

第二，饮食均衡，拒绝偏食、挑食。

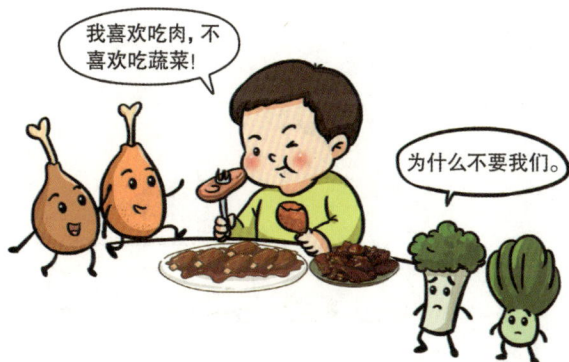

为什么不能偏食、挑食呢？因为食物也有着自己的寒热属性。

寒凉食物	梨子	西瓜	冰棒
	白菜	苦瓜	虾
温热食物	辣椒	红枣	南瓜
	桃子	炸鸡	汉堡

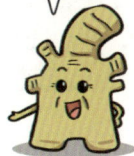

比如长期食用寒凉的食物，就会损伤我们身体的阳气，引起怕冷、手脚冰凉等问题。

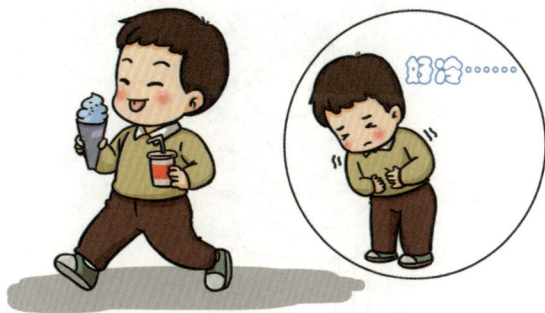

而长期食用温热的食物，就容易产生内热，引起咽喉肿痛、烦躁、流鼻血等问题。

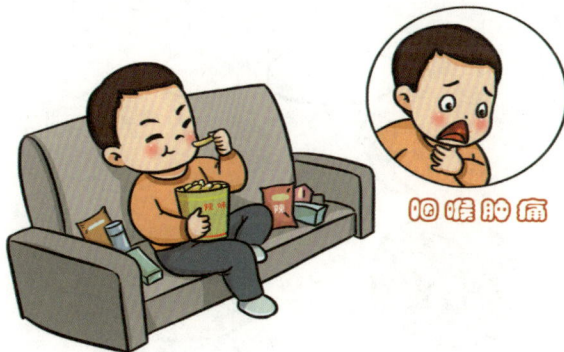

只有将各种食物合理搭配，才能营养均衡，健康成长。

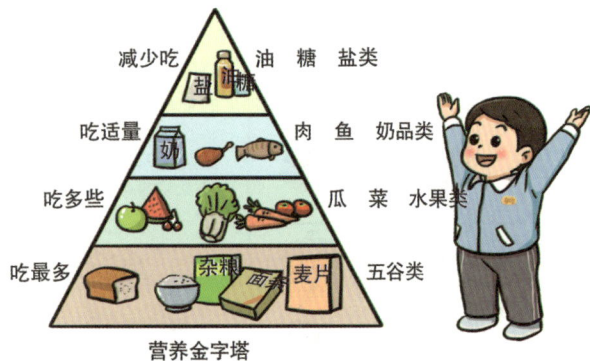

营养金字塔

减少吃　油　糖　盐类
吃适量　肉　鱼　奶品类
吃多些　瓜　菜　水果类
吃最多　五谷类

第三，注意饮食卫生，谨慎选择食物。

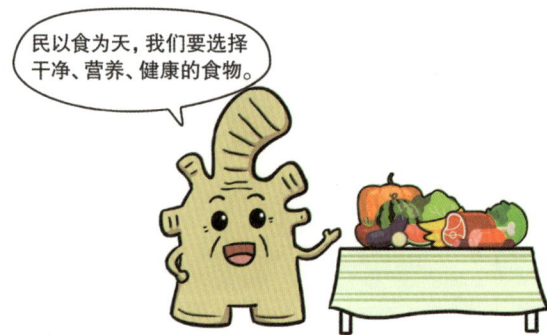

民以食为天，我们要选择干净、营养、健康的食物。

很多疾病都是因为食用了不干净、腐坏变质或者有毒的食物引起的

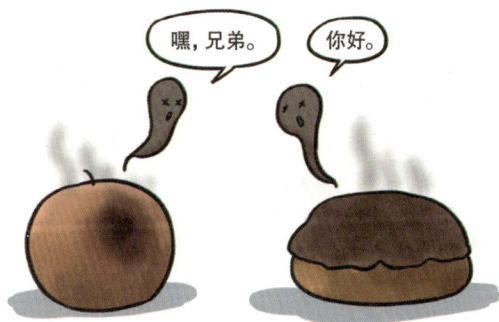

嘿，兄弟。

你好。

因此，小朋友们要养成饭前勤洗手的好习惯。

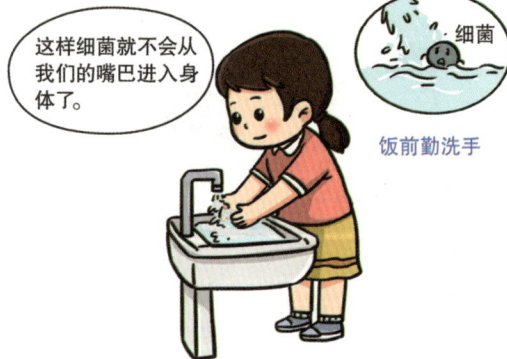

这样细菌就不会从我们的嘴巴进入身体了。

细菌

饭前勤洗手

并且吃东西前一定要注意查看食物的保质期哟，如果食物过期了就千万不能食用。

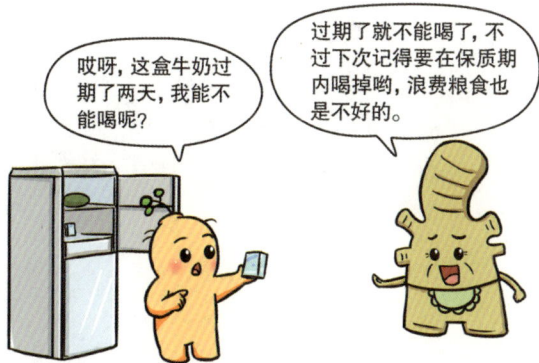

防止病从口入。

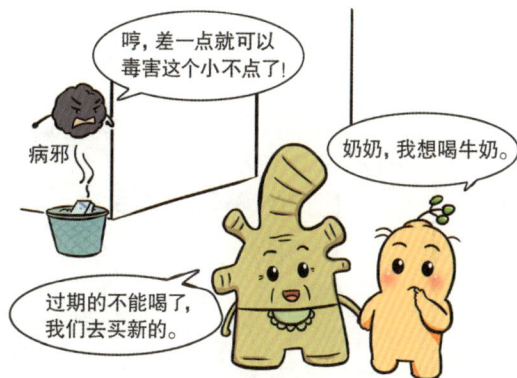

哎呀，这盒牛奶过期了两天，我能不能喝呢？

过期了就不能喝了，不过下次记得要在保质期内喝掉哟，浪费粮食也是不好的。

哼，差一点就可以毒害这个小不点了！

病邪

奶奶，我想喝牛奶。

过期的不能喝了，我们去买新的。

食量恰当，拒绝挑食，注意饮食卫生，谨慎选择食物，才能健康常在哟。

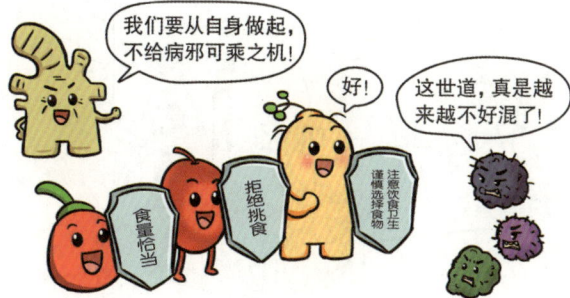

让我们一起杜绝病从口入吧！

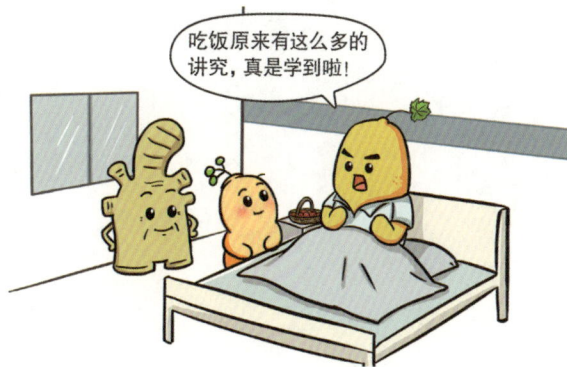

我们要从自身做起，不给病邪可乘之机！

好！

这世道，真是越来越不好混了！

食量恰当

拒绝挑食

注意饮食卫生

谨慎选择食物

吃饭原来有这么多的讲究，真是学到啦！

7. 以毒攻毒

砒霜，这不是电视里经常出现的无色无味、可以害人于无形的毒药吗？怎么会是中药？！

砒霜

性 味：辛、酸、热。
功 效：蚀疮去腐，杀虫，劫痰，截疟。
主治疾病：疥癣，溃疡恶疮，寒痰哮喘，疟疾，休息痢等。

人参娃在查找资料时，偶然间翻阅到一本书上记载着"砒霜"这味中药，这让他感到很震惊。

于是他跑去向芪爷爷请教。

爷爷，砒霜不是害人的毒药吗，这本书里怎么说它是中药啊？

哦？砒霜确实有毒，不过也可以用来治病的。

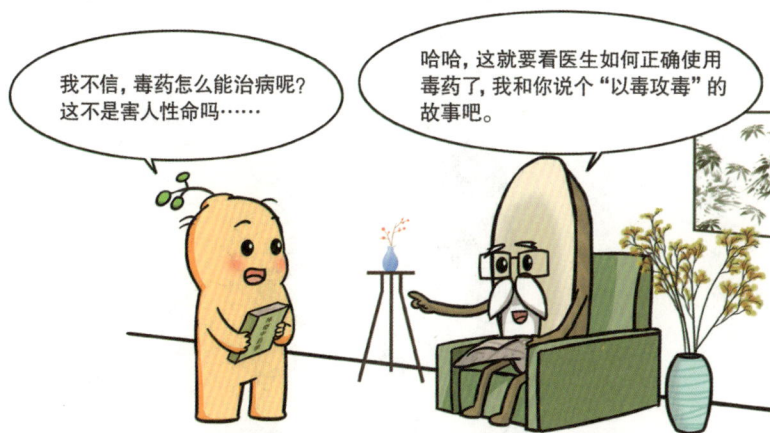

见人参娃不信, 芪爷爷便说起了"以毒攻毒"的故事。

> 我不信, 毒药怎么能治病呢? 这不是害人性命吗……

> 哈哈, 这就要看医生如何正确使用毒药了, 我和你说个"以毒攻毒"的故事吧。

东晋有个著名的医学家叫葛洪, 小时候家境贫寒, 但十分勤勉, 喜读各家医书。

> 我要赶紧抄完, 把书还给人家。

长大后潜心研究医术, 老百姓有什么急病、重病, 都常来找他医治。

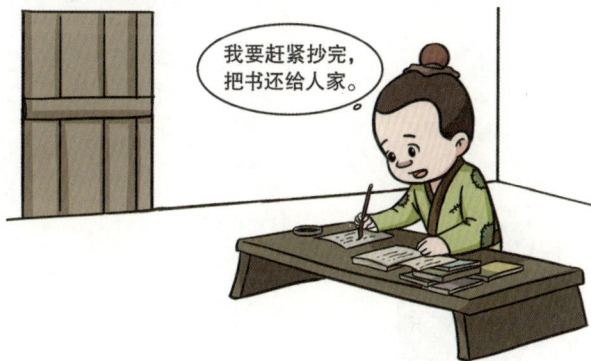

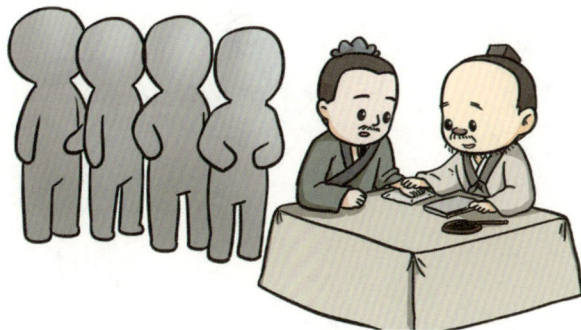

037

有一天，一个老农的儿子被一只疯狗咬伤。

看着儿子奄奄一息的样子，老农十分焦急。

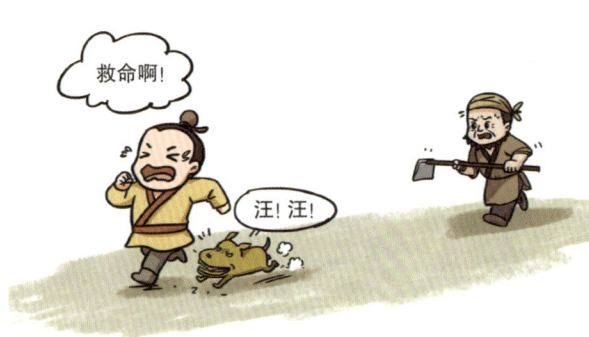

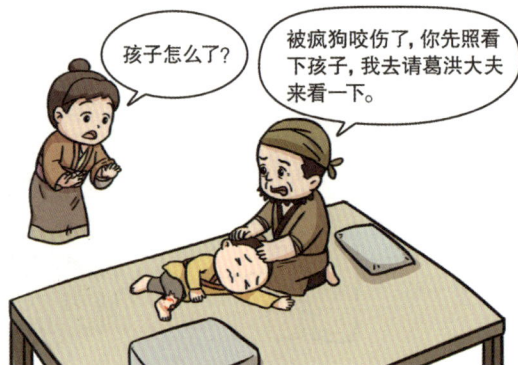

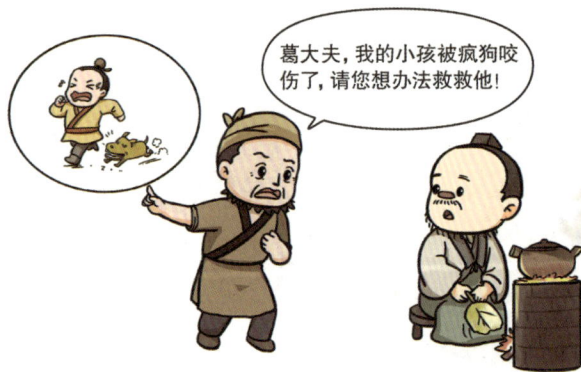

救命啊！

汪！汪！

孩子怎么了？

被疯狗咬伤了，你先照看下孩子，我去请葛洪大夫来看一下。

葛大夫，我的小孩被疯狗咬伤了，请您想办法救救他！

老农急忙跑到葛洪的草堂，请他想想办法。

葛洪听了这话，也很焦急，因为他知道，人若是被疯狗咬伤，会非常痛苦，还会有生命危险。

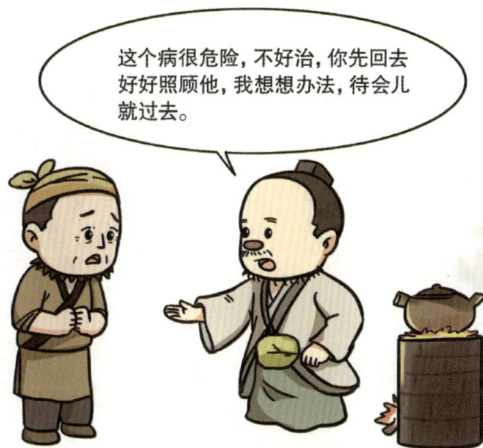

这个病很危险，不好治，你先回去好好照顾他，我想想办法，待会儿就过去。

葛洪努力翻阅各种医书，但都没有记载被疯狗咬伤的处理方法。

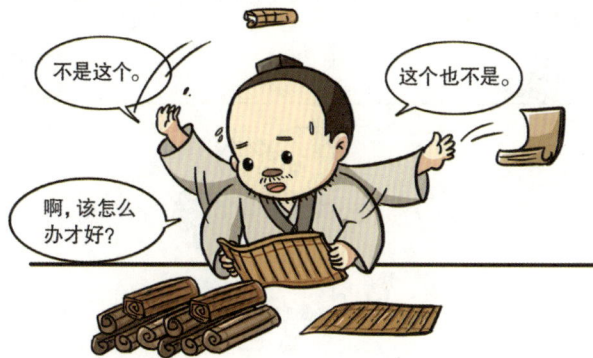

不是这个。

这个也不是。

啊，该怎么办才好？

忽然，他有了主意，古人不是有一种"以毒攻毒"的疗法吗，那他是不是能用疯狗身上的毒物来治这种病呢？

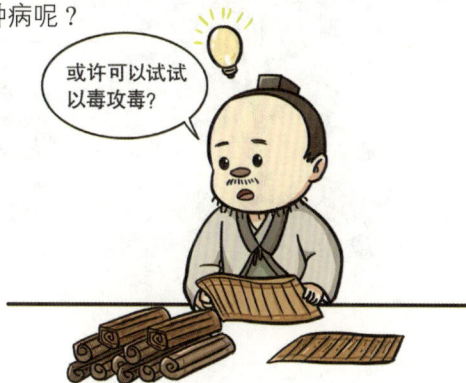

或许可以试试以毒攻毒？

想到这儿，他便来到老农家中。

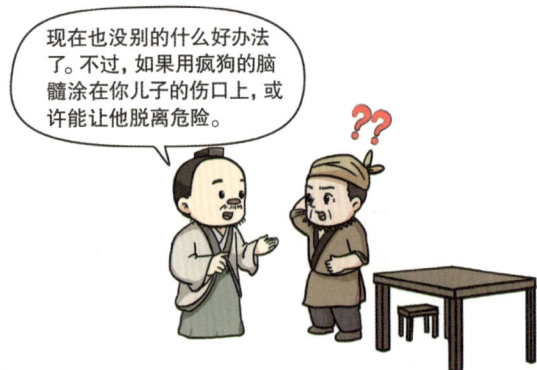

现在也没别的什么好办法了。不过，如果用疯狗的脑髓涂在你儿子的伤口上，或许能让他脱离危险。

??

老农将信将疑，但还是照做了。

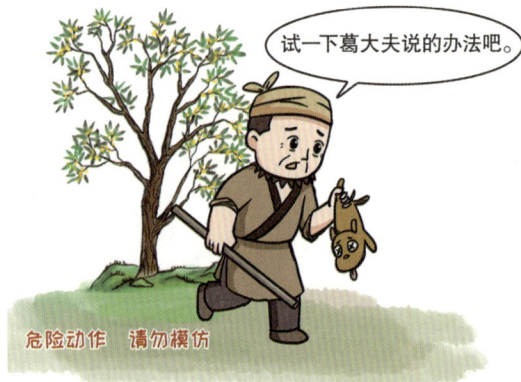

试一下葛大夫说的办法吧。

危险动作 请勿模仿

几个月后，儿子都没出现异常反应。

几个月后

没想到这招还真管用！

自那以后，葛洪又用这种方法给许多被疯狗咬伤的人治过病，收效良好，大家都非常感谢他。

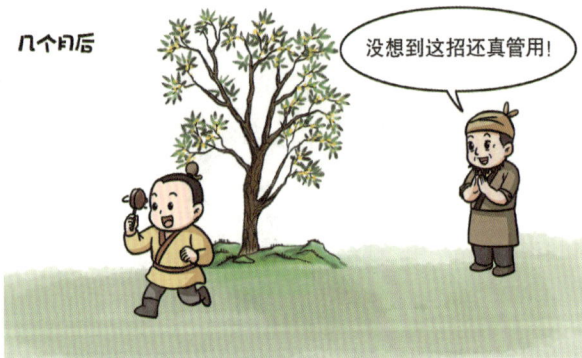

这是用狂犬脑组织外敷伤口治疗狂犬咬伤的方法，葛洪先生的灵机一动，开创了用免疫法治疗狂犬病的先河啊。

真神奇，没想到疯狗导致的疾病，最终的解药还是来自疯狗。

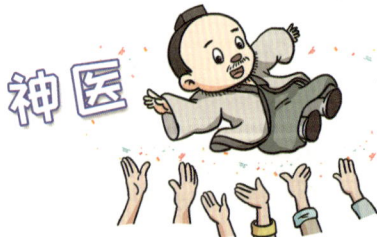

神医

所以，"有毒的药"只要用对了，就能够驱赶我们体内那些让我们生病的毒素，这就是以毒攻毒。

因此"有毒的药"也能用来治病。

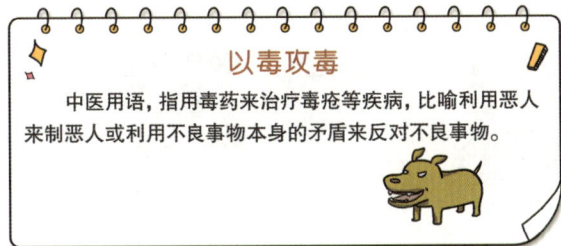

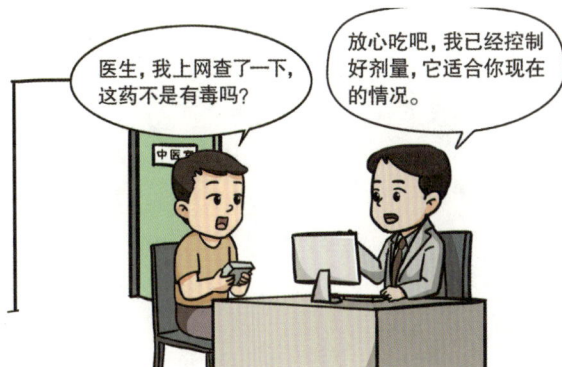

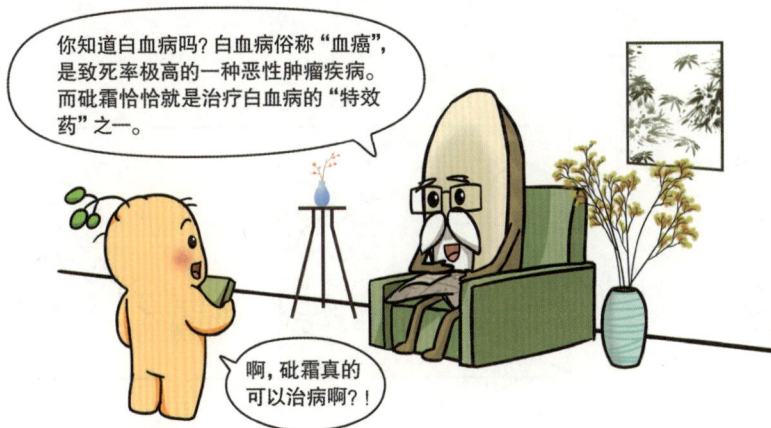

以毒攻毒
中医用语，指用毒药来治疗毒疮等疾病，比喻利用恶人来制恶人或利用不良事物本身的矛盾来反对不良事物。

医生，我上网查了一下，这药不是有毒吗？

放心吃吧，我已经控制好剂量，它适合你现在的情况。

就比如砒霜，在大多数人眼里只是有剧毒的毒药，但是在名医名家眼中，砒霜却是能救死扶伤的药物。

你知道白血病吗？白血病俗称"血癌"，是致死率极高的一种恶性肿瘤疾病。而砒霜恰恰就是治疗白血病的"特效药"之一。

啊，砒霜真的可以治病啊？！

20 世纪 70 年代，哈尔滨医科大学附属第一医院的张亭栋教授就创造性地研究出了白血病的砒霜疗法。

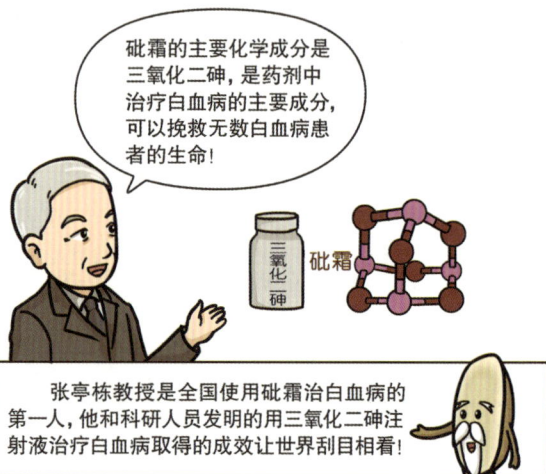

砒霜的主要化学成分是三氧化二砷，是药剂中治疗白血病的主要成分，可以挽救无数白血病患者的生命！

三氧化二砷 砒霜

张亭栋教授是全国使用砒霜治白血病的第一人，他和科研人员发明的用三氧化二砷注射液治疗白血病取得的成效让世界刮目相看！

再比如大黄，这味药会让人不停地拉肚子，从这个角度看，它是害人难受的"毒药"。

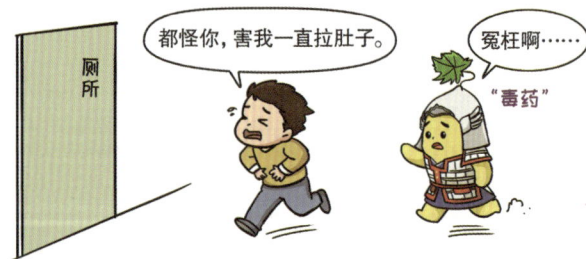

但是，大黄可是很有本事的，能通又能清。

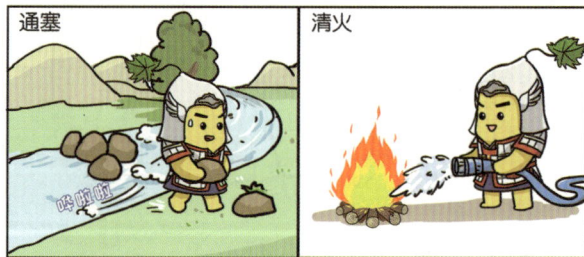

厕所

都怪你，害我一直拉肚子。

冤枉啊……

"毒药"

通塞

哼哧哧

清火

对于一些严重的疾病，只大黄一味就能扳回颓势，所以大黄又被称为"将军"。

让人拉肚子，这本来是一种"毒"，但如果我们能用好这种"毒"，去进攻体内更厉害的"毒"，那就是良药。

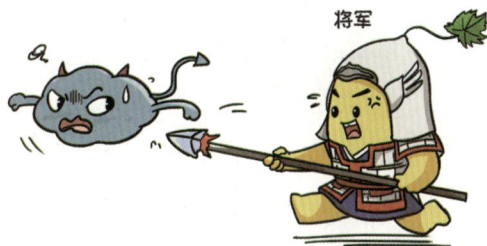

将军

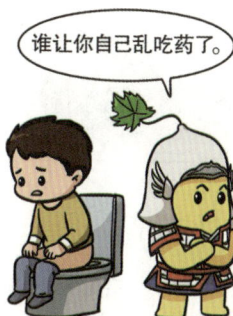

谁让你自己乱吃药了。

毒物

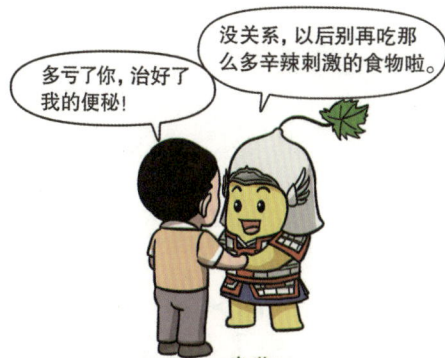

多亏了你，治好了我的便秘！

没关系，以后别再吃那么多辛辣刺激的食物啦。

良药

还有毒性较大的紫杉醇，也对卵巢癌、乳腺癌有着不错的疗效。

只要能正确地使用，"毒药"也会是救命的"良药"。

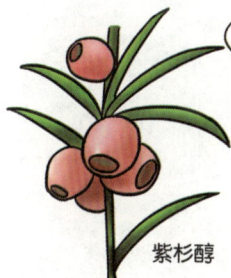

我虽然有毒，但能够治疗一些癌症，是抗癌的明日之星。

紫杉醇注射液

抗癌之星

紫杉醇

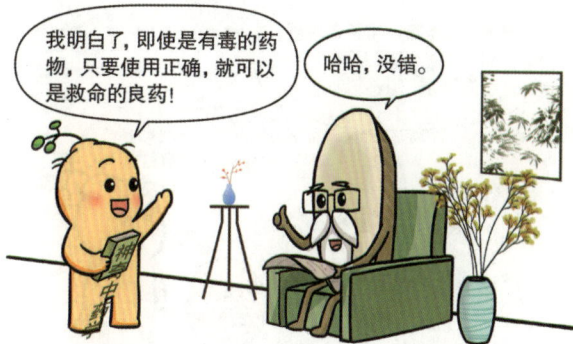

我明白了，即使是有毒的药物，只要使用正确，就可以是救命的良药！

哈哈，没错。

8. 悬壶济世

芪爷爷的老朋友新开了一家中医馆，开业这天，他带着人参娃、小淘杞前来祝贺。

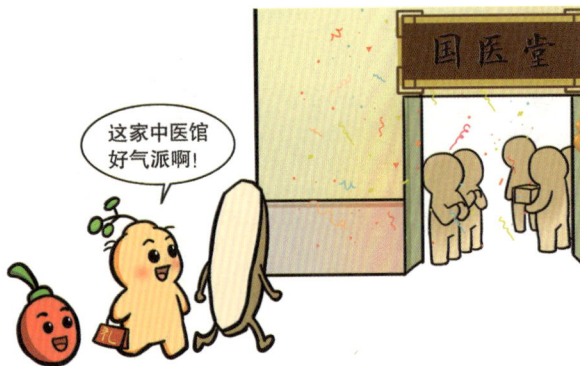

走近后，孩子们发现门口挂着一个写着"悬壶之喜"的锦旗，旁边还悬挂着一个大葫芦。

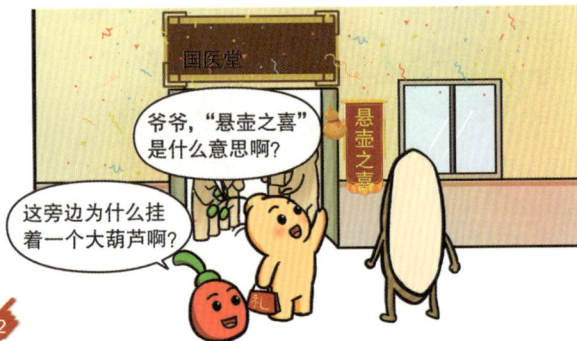

看着孩子们满脸的疑问，芪爷爷耐心地为他们解答。

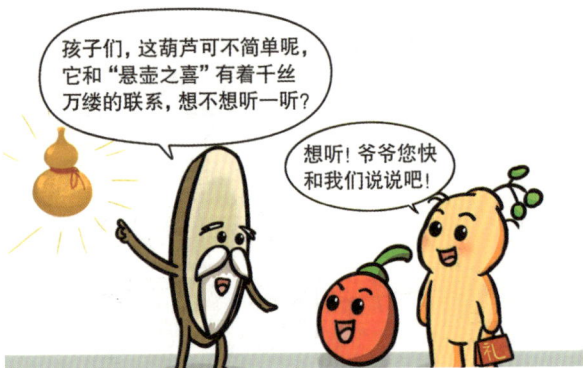

故事的开始，我们不妨把时光倒回近两千年前的东汉时期……

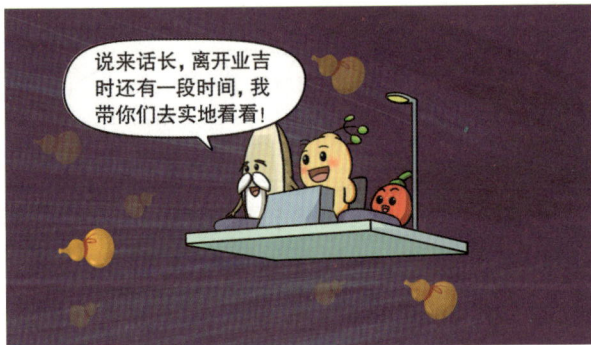

队伍这么长，估计是家老字号美食吧!

我们到啦!

你怎么确定他们家是在卖吃的?

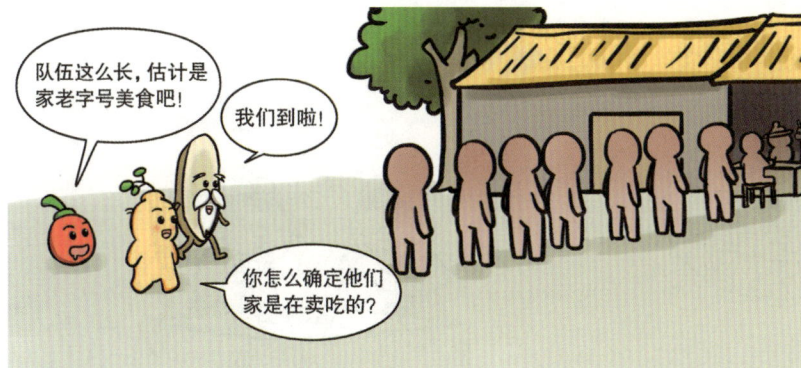

地处如今河南的一个小集市上，某摊位前正排着长长的队。

两人走近一瞧，只见是一家简陋的中医馆，一位老大夫正在给患者诊脉。

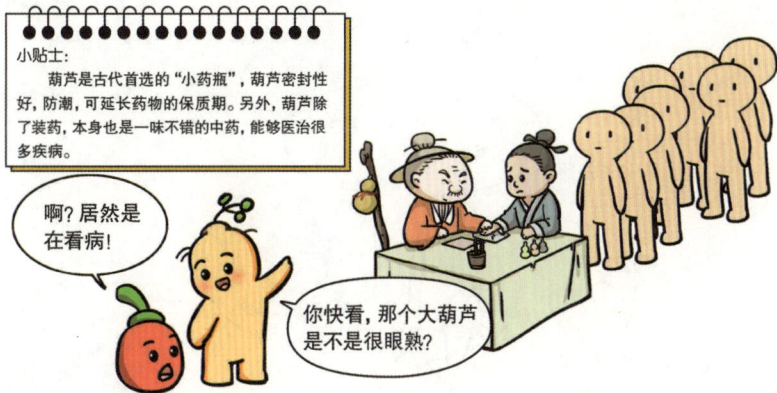

小贴士:
葫芦是古代首选的"小药瓶"，葫芦密封性好，防潮，可延长药物的保质期。另外，葫芦除了装药，本身也是一味不错的中药，能够医治很多疾病。

啊? 居然是在看病!

你快看，那个大葫芦是不是很眼熟?

这位坐诊的老大夫可不一般呢。

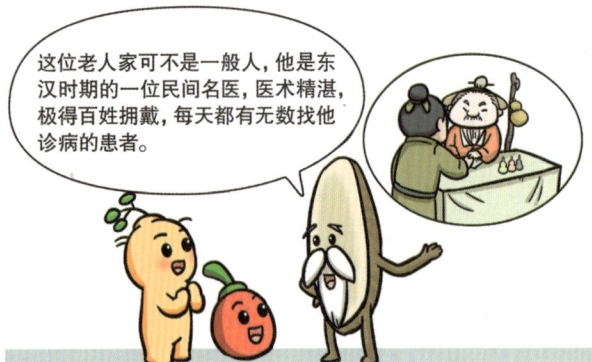

这位老人家可不是一般人，他是东汉时期的一位民间名医，医术精湛，极得百姓拥戴，每天都有无数找他诊病的患者。

每当诊断完后，他就会从葫芦里摸出制作好的药丸给患者服用，患者吃了他开的药，一个个都好了起来。

患病 ➡ 吃药 ➡ 痊愈

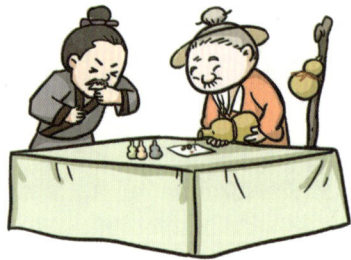

可是，大家却从来不知他的名字、身世和来历。

爷爷，这位老爷爷是历史上的哪一位名医啊？

你问到点上了，这位名医的姓名和来历一直是一个谜。

来历不明

但是这位老先生有一个特点，他看病的铺位上常常悬挂一个醒目的大葫芦，百姓就称其为"壶翁"。

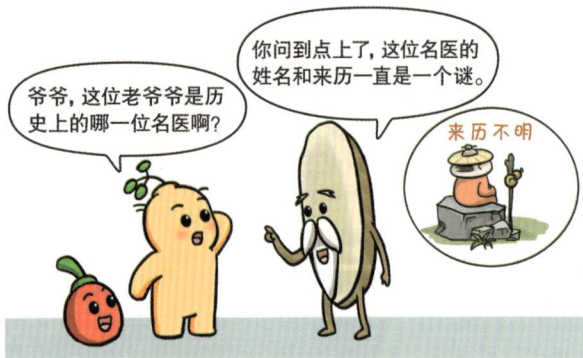

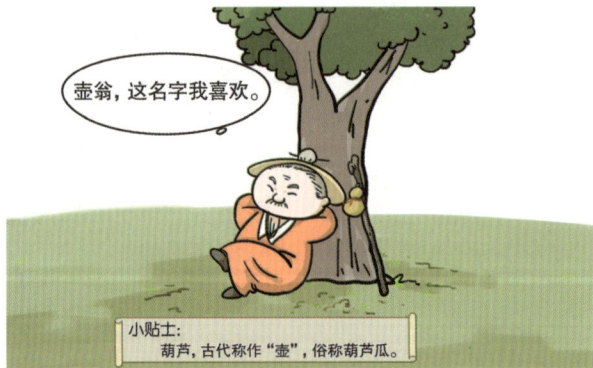

壶翁，这名字我喜欢。

小贴士：
葫芦，古代称作"壶"，俗称葫芦瓜。

白天，壶翁不停歇地为百姓诊病，就这样日复一日，年复一年。

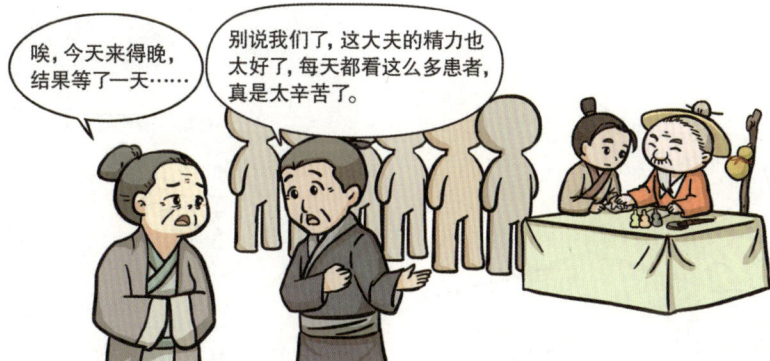

唉，今天来得晚，结果等了一天……

别说我们了，这大夫的精力也太好了，每天都看这么多患者，真是太辛苦了。

不仅如此，壶翁私下还是一位慈善家呢，他常常用平时收入的诊费救济贫苦饥冻的百姓。

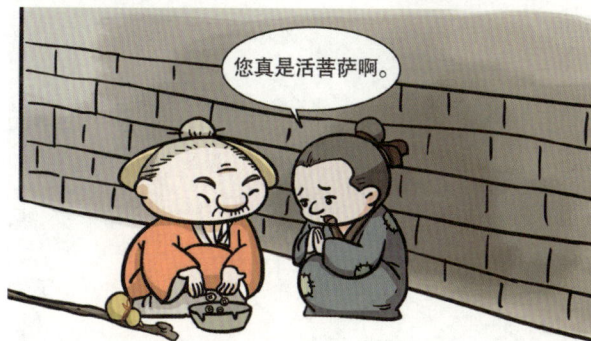

您真是活菩萨啊。

然而，壶翁的来历一直是个谜，直到有一天，一个名叫费长房的年轻人有了意外发现。

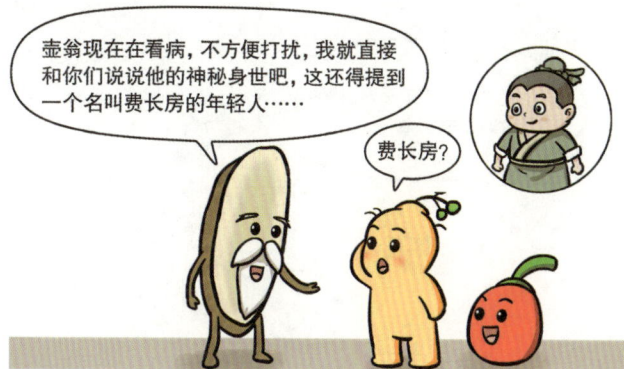

壶翁现在在看病，不方便打扰，我就直接和你们说说他的神秘身世吧，这还得提到一个名叫费长房的年轻人……

费长房？

年轻的费长房途经此地，在一家小酒馆的二楼歇脚，坐在窗前的他正好能看到壶翁在坐诊。

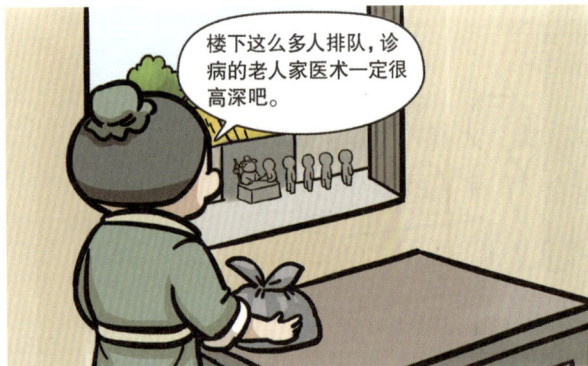

> 楼下这么多人排队，诊病的老人家医术一定很高深吧。

巧的是，夜晚集市散去之后，壶翁收拾完摊位，环视一圈看没人，便纵身一跃跳进了葫芦之中。

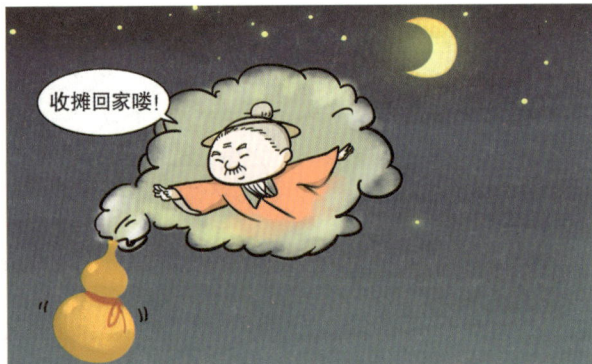

> 收摊回家喽！

这一幕，被费长房看得真切。

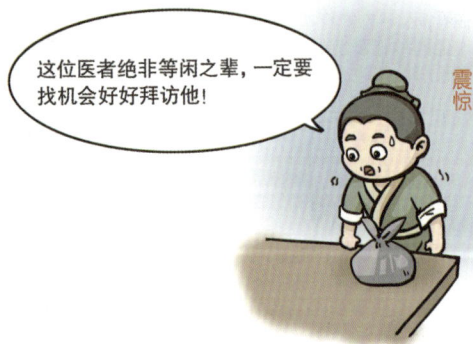

> 这位医者绝非等闲之辈，一定要找机会好好拜访他！

震惊

当晚，费长房彻夜难眠，心事重重。

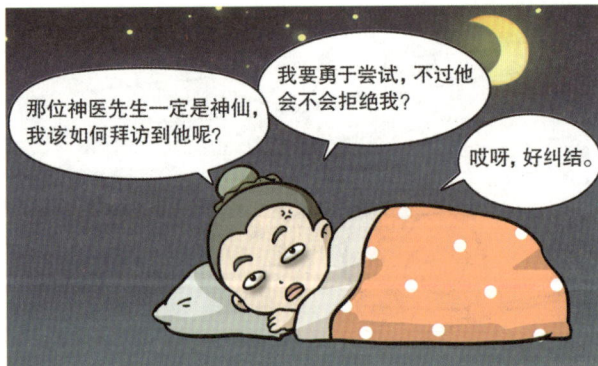

> 那位神医先生一定是神仙，我该如何拜访到他呢？

> 我要勇于尝试，不过他会不会拒绝我？

> 哎呀，好纠结。

经过一晚的思索，第二天天还没亮，费长房便在壶翁的药铺边上摆了一小桌丰盛的酒席，等待壶翁出现。

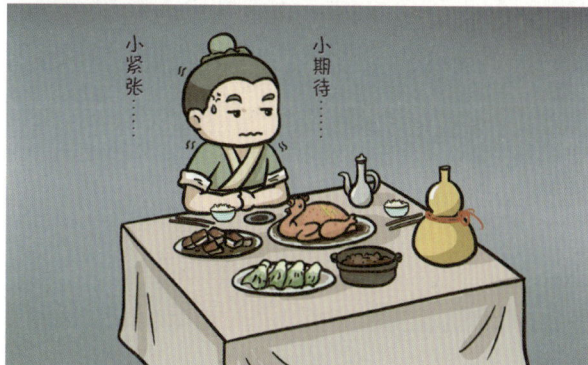

果然不出所料，壶翁从葫芦里一跃而出，一眼就看见了酒席桌旁的年轻人。

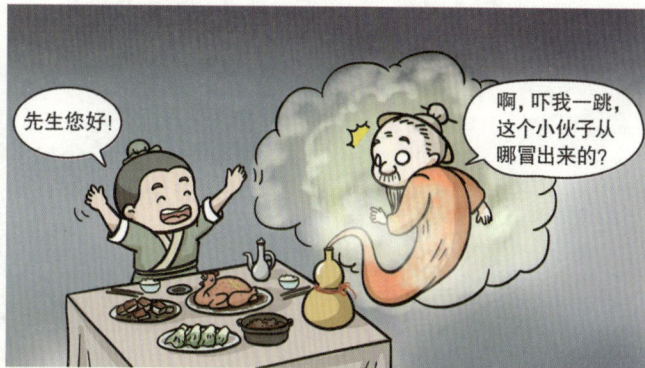

小紧张……
小期待……

先生您好！

啊，吓我一跳，这个小伙子从哪冒出来的？

费长房激动地向壶翁行礼，并表明来意。

壶翁见其诚心，便也没有拒绝，闲聊几句，约定次日再聚，便匆匆整理摊位准备开铺诊病。

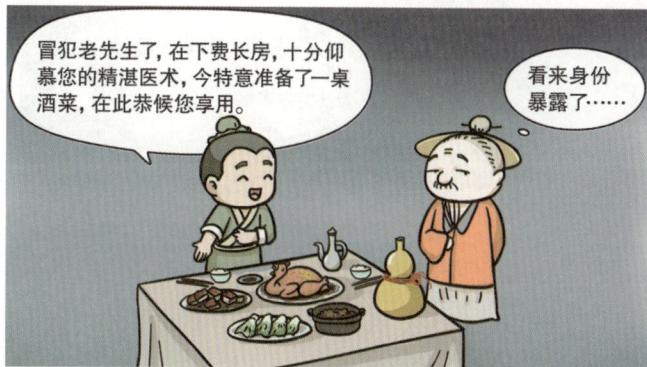

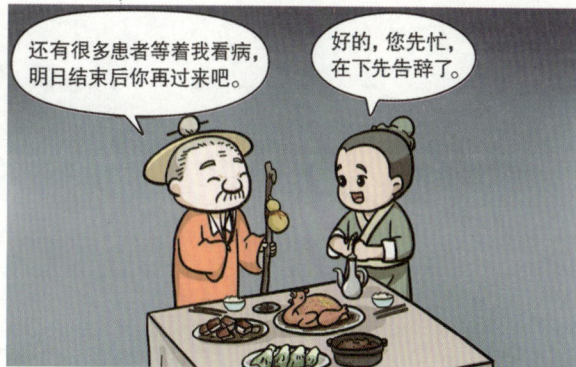

冒犯老先生了，在下费长房，十分仰慕您的精湛医术，今特意准备了一桌酒菜，在此恭候您享用。

看来身份暴露了……

还有很多患者等着我看病，明日结束后你再过来吧。

好的，您先忙，在下先告辞了。

第二天看诊结束后，费长房帮壶翁一起收拾东西，打烊药铺。

夜色降临，壶翁便邀请费长房到家中做客。

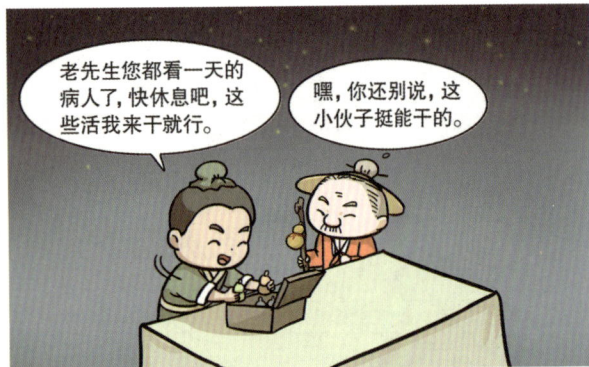

> 老先生您都看一天的病人了，快休息吧，这些活我来干就行。

> 嘿，你还别说，这小伙子挺能干的。

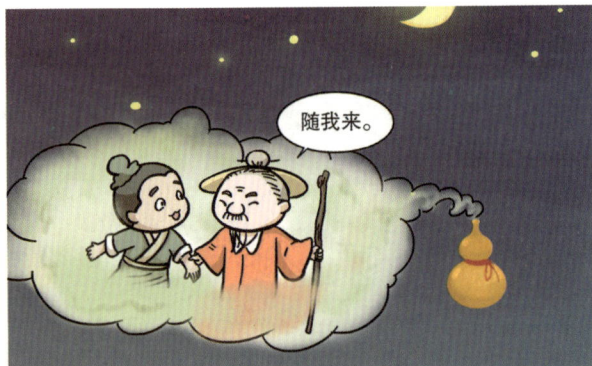

> 随我来。

眼前的一切让费长房感到震惊，只见周围山清水秀，遍地奇花异草，宛若仙境琼阁，别有洞天。

费长房再次表明了拜师决心，看着眼前这位年轻人有上进心，是块学医的好料，壶翁便答应了他的请求。

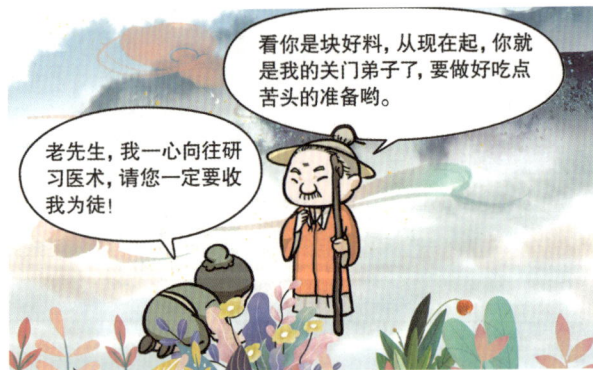

> 啊！这是仙境吗？

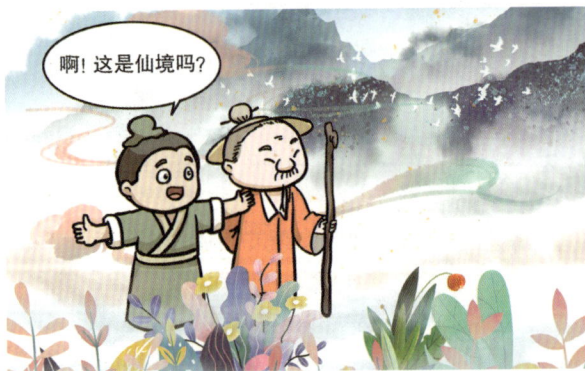

> 看你是块好料，从现在起，你就是我的关门弟子了，要做好吃点苦头的准备哟。

> 老先生，我一心向往研习医术，请您一定要收我为徒！

拜师的几年里，费长房没有辜负师父的期望，忍常人不能忍之苦，隐居修炼，钻研医术。

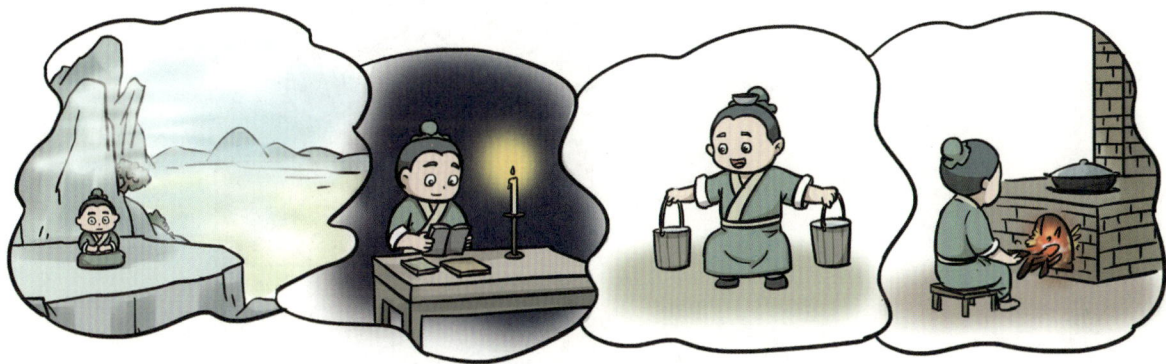

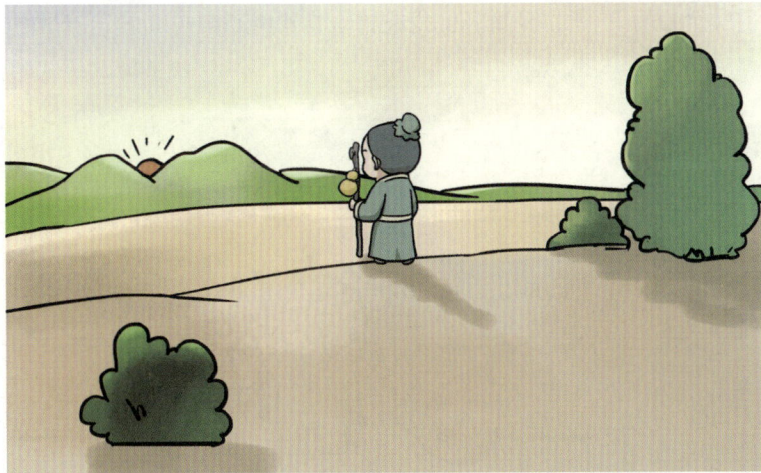

数年后，费长房习得精湛医术，沿袭师父的传统，悬挂一壶，济世救人，造福百姓。

051

壶翁和其弟子费长房悬壶济世的事迹广为流传，他们是百姓们心中的守护神，更是其他医者们的榜样！

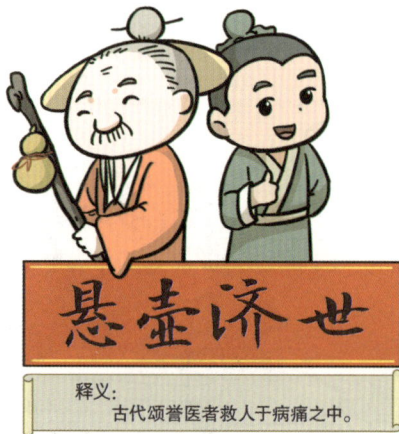

悬壶济世

释义：
古代颂誉医者救人于病痛之中。

自此以后，葫芦便体现了医者对医术医德的高尚追求，医生职业被美称为"悬壶济世"。

民间医生或药铺也常常将葫芦作为自己行医的标志。

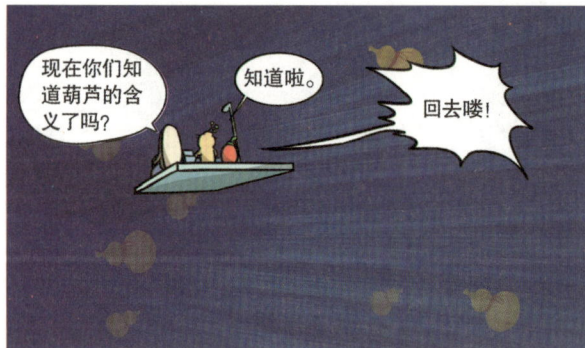

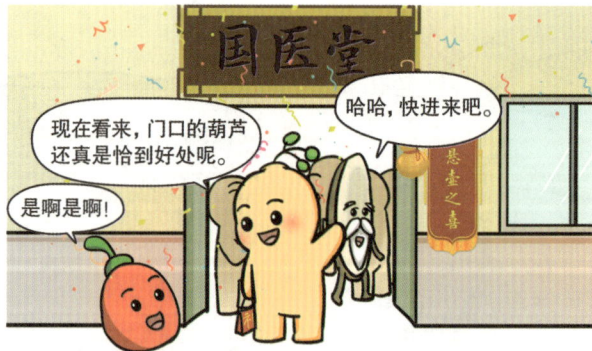

现在你们知道葫芦的含义了吗？

知道啦。

回去喽！

国医堂

现在看来，门口的葫芦还真是恰到好处呢。

是啊是啊！

哈哈，快进来吧。

悬壶之喜

9. 讳疾忌医

儿童节要去游乐园玩！人参娃开心极了。

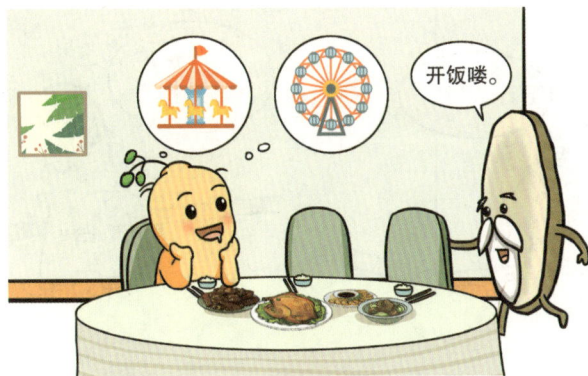

他兴奋得胃口大开，却不小心损伤到了牙齿。

如果告诉爷爷奶奶自己牙痛，明天肯定就不能去玩了。

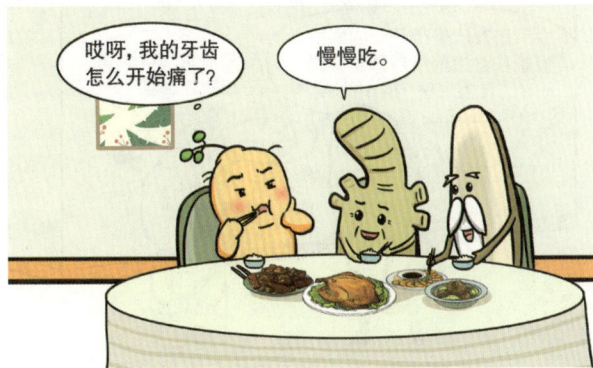

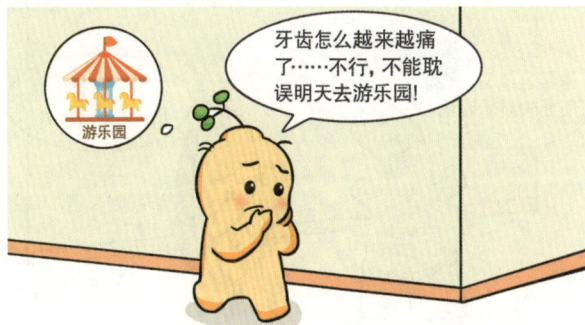

但是牙痛的情况还是被生姜奶奶发现了。

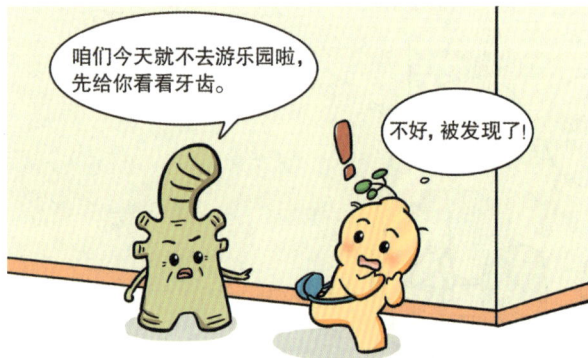

人参娃不能允许这种情况的发生！

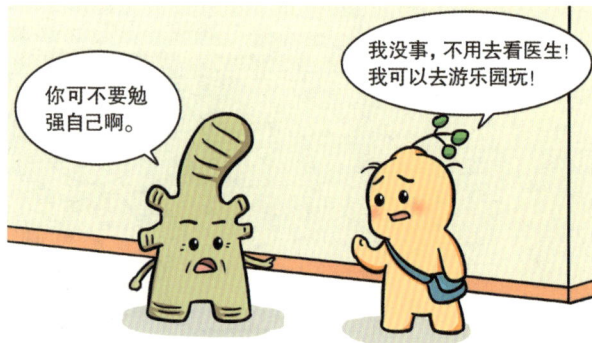

咱们今天就不去游乐园啦，先给你看看牙齿。

不好，被发现了！

你可不要勉强自己啊。

我没事，不用去看医生！我可以去游乐园玩！

生姜奶奶劝阻无效后，就把事情经过告诉了芪爷爷。

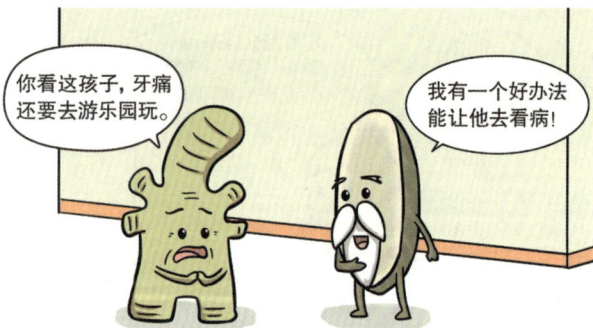

于是芪爷爷给人参娃讲了一个"讳疾忌医"的故事。

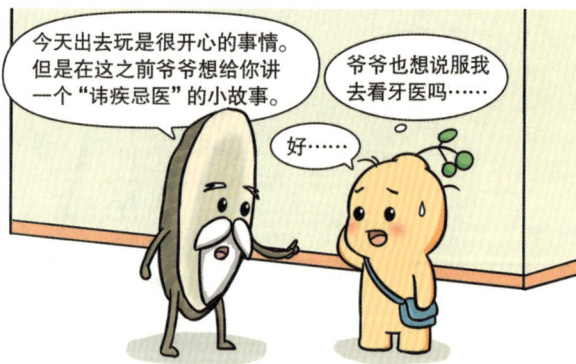

你看这孩子，牙痛还要去游乐园玩。

我有一个好办法能让他去看病！

今天出去玩是很开心的事情。但是在这之前爷爷想给你讲一个"讳疾忌医"的小故事。

爷爷也想说服我去看牙医吗……

好……

从前有个名扬四海的神医，叫作扁鹊，找他看病的人非常多。

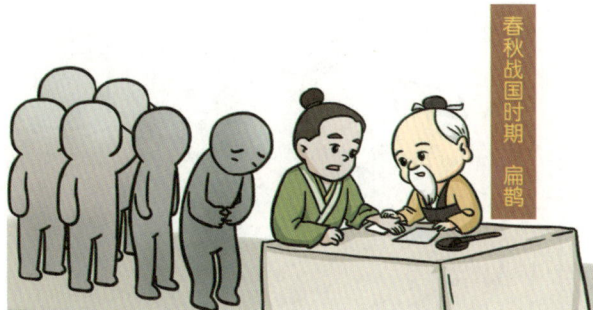

有一次，扁鹊经过蔡国，受到了蔡桓公的热情款待。

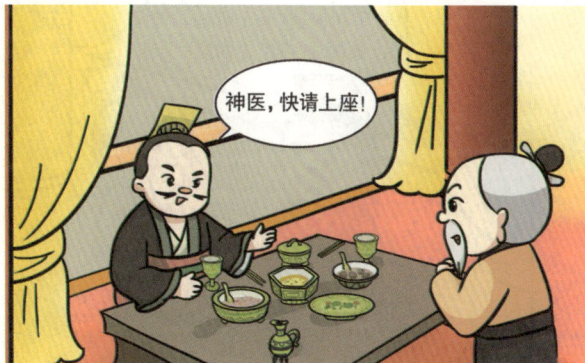

神医，快请上座!

宴请期间，蔡桓公突然询问起扁鹊的医术。

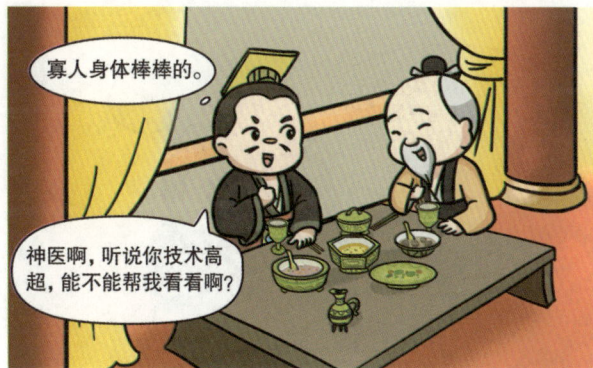

寡人身体棒棒的。

神医啊，听说你技术高超，能不能帮我看看啊?

不料扁鹊的诊断却出乎蔡桓公的意料。

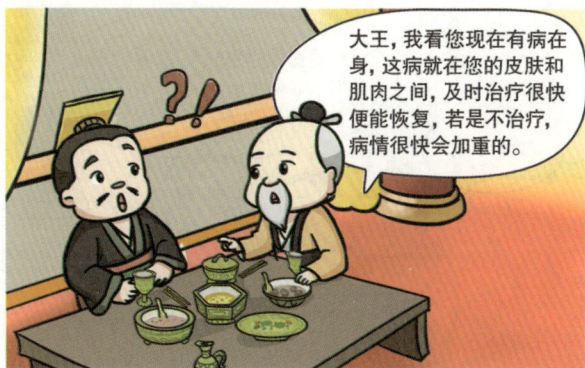

大王，我看您现在有病在身，这病就在您的皮肤和肌肉之间，及时治疗很快便能恢复，若是不治疗，病情很快会加重的。

蔡桓公的脸色当下就有点不好了。

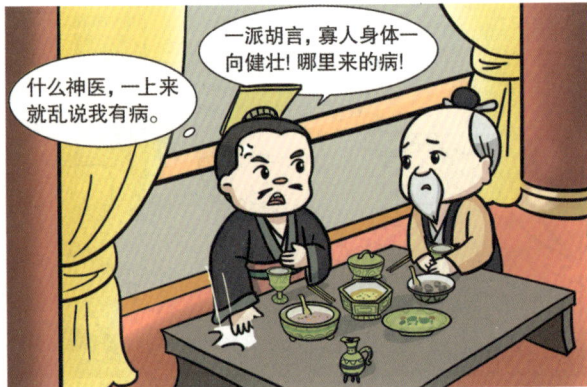

扁鹊还想再劝劝蔡桓公，但被拒绝了。

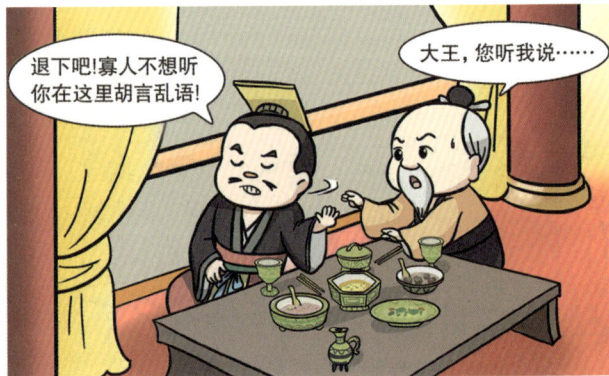

什么神医，一上来就乱说我有病。

一派胡言，寡人身体一向健壮! 哪里来的病!

退下吧!寡人不想听你在这里胡言乱语!

大王，您听我说……

扁鹊走后，蔡桓公就对他周围的官员们抱怨。

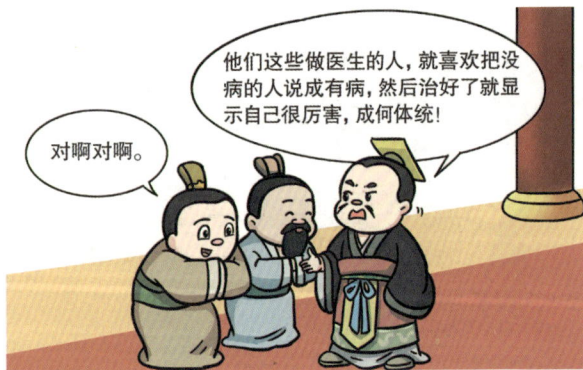

其中一个官员向蔡桓公提出来要考验扁鹊的意见。

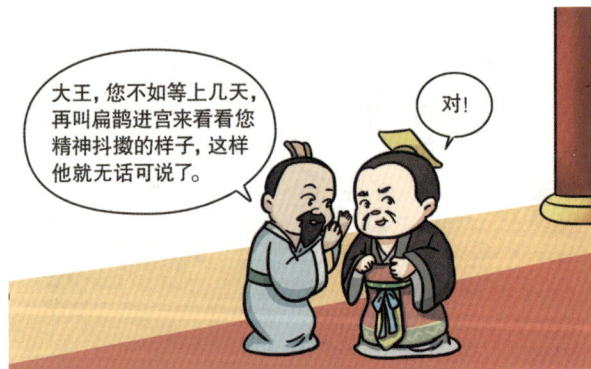

对啊对啊。

他们这些做医生的人，就喜欢把没病的人说成有病，然后治好了就显示自己很厉害，成何体统!

大王，您不如等上几天，再叫扁鹊进宫来看看您精神抖擞的样子，这样他就无话可说。

对!

于是，10 天后蔡桓公又一次宴请了扁鹊。

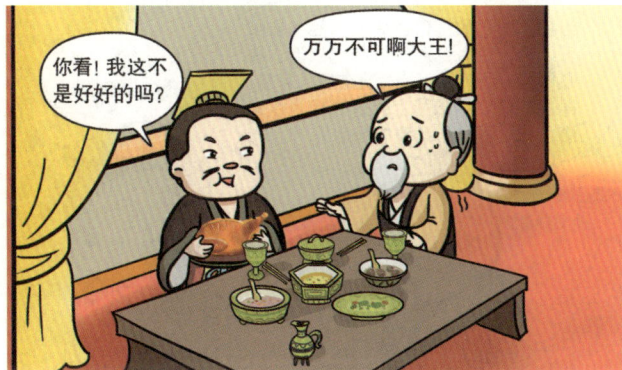

不料扁鹊还是坚持自己的诊断。

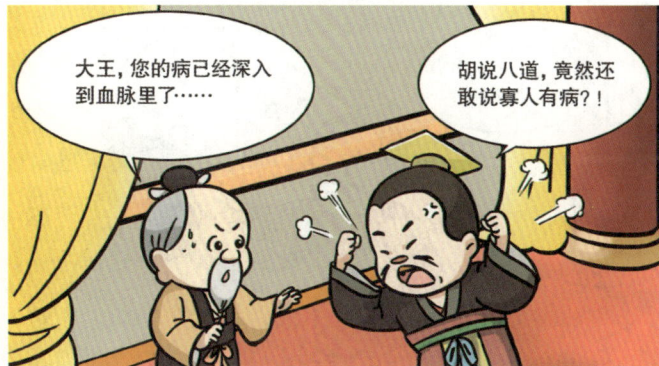

你看！我这不是好好的吗？

万万不可啊大王！

大王，您的病已经深入到血脉里了⋯⋯

胡说八道，竟然还敢说寡人有病？！

再过了 10 天，扁鹊因为十分担心蔡桓公的身体，主动来到皇宫。

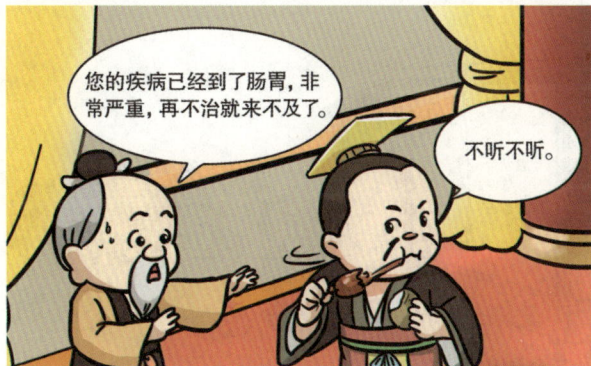

又过了 10 天，扁鹊一见到蔡桓公转身就跑。

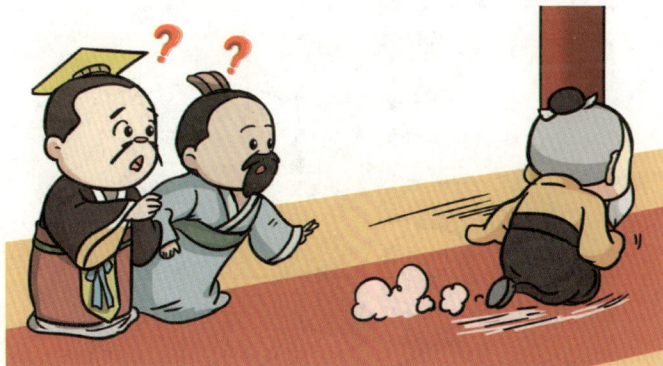

您的疾病已经到了肠胃，非常严重，再不治就来不及了。

不听不听。

蔡桓公很诧异,他让身边的臣子去追扁鹊,想要问问扁鹊为什么见到他就跑。

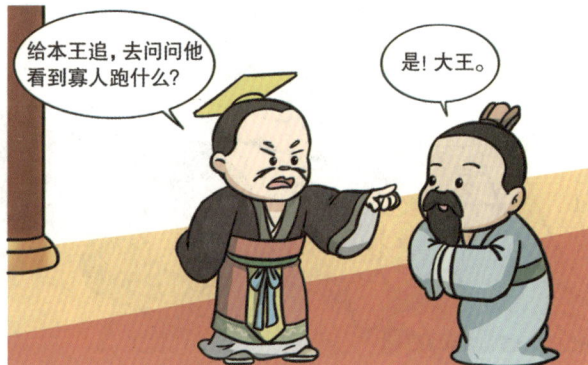

给本王追,去问问他看到寡人跑什么?

是!大王。

臣子追到扁鹊,询问缘由。

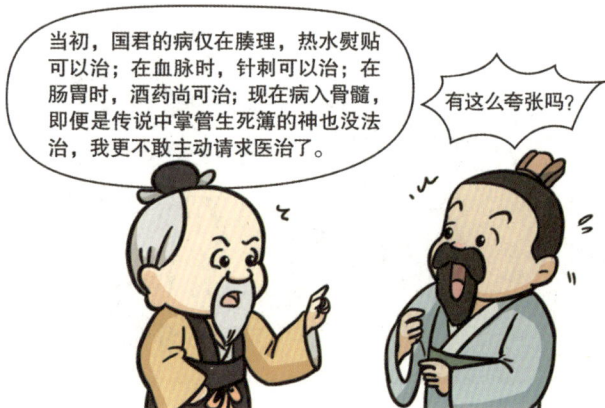

当初,国君的病仅在腠理,热水熨贴可以治;在血脉时,针刺可以治;在肠胃时,酒药尚可治;现在病入骨髓,即便是传说中掌管生死簿的神也没法治,我更不敢主动请求医治了。

有这么夸张吗?

1 2
3 4

5 天后,蔡桓公果然感到浑身不舒服,病情很快加重,躺在床上的时候,他想起扁鹊,连忙派人去找,哪知扁鹊已经借故离去。

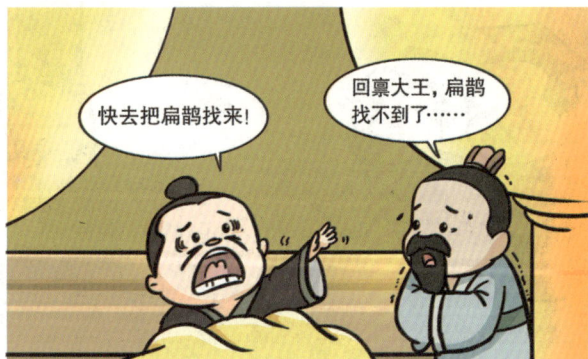

快去把扁鹊找来!

回禀大王,扁鹊找不到了……

没几日,蔡桓公便不治而死。

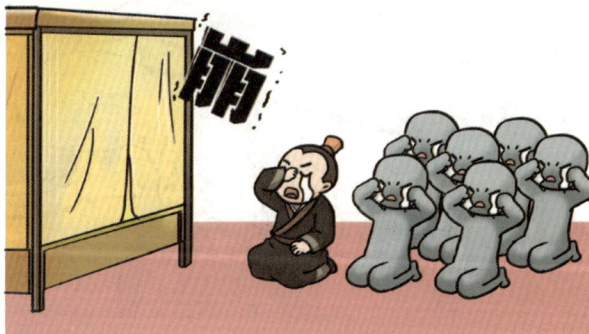

崩

人参娃对此感到很震惊。

他明白了疾病要及早、趁小去治疗，所以决定先把牙齿治好再去玩耍。

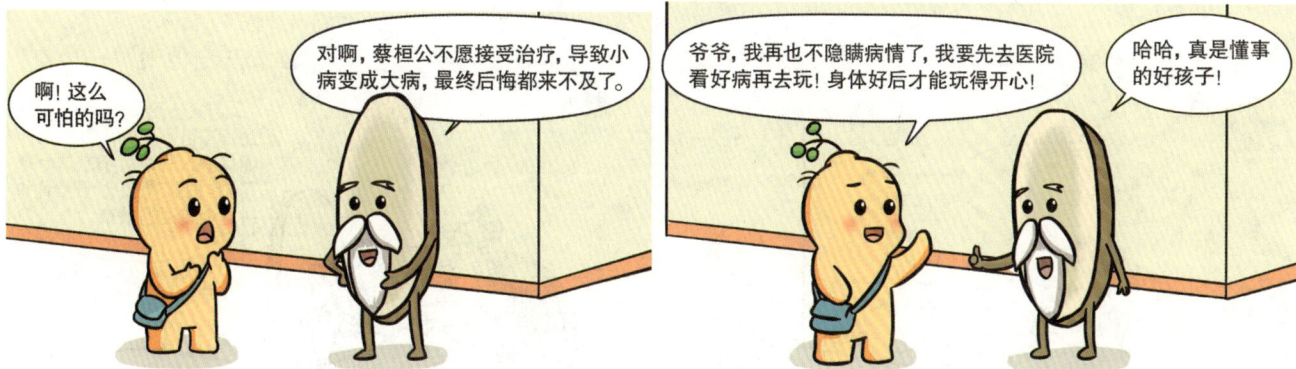

啊! 这么可怕的吗?

对啊，蔡桓公不愿接受治疗，导致小病变成大病，最终后悔都来不及了。

爷爷，我再也不隐瞒病情了，我要先去医院看好病再去玩! 身体好后才能玩得开心!

哈哈，真是懂事的好孩子!

这个成语故事告诉我们: 有了疾病，应该积极治疗，若讳疾忌医，到头来只会害自己。

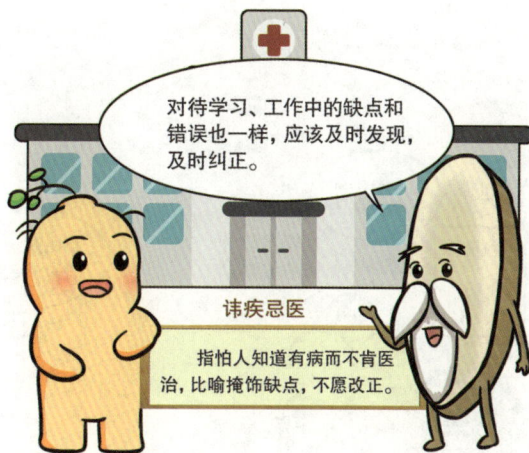

对待学习、工作中的缺点和错误也一样，应该及时发现，及时纠正。

讳疾忌医

指怕人知道有病而不肯医治，比喻掩饰缺点，不愿改正。

10. 病入膏肓

人参娃生病了，他感觉十分难受，躺在床上胡思乱想。

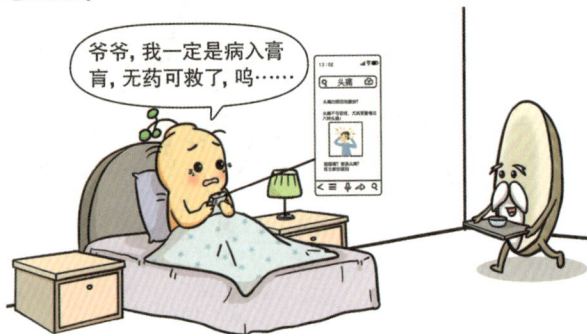

> 爷爷，我一定是病入膏肓，无药可救了，呜……

芘爷爷哭笑不得，一边端着药给他喝，一边安慰他。

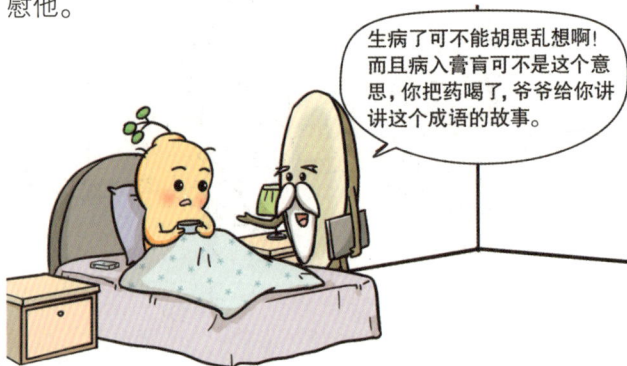

> 生病了可不能胡思乱想啊！而且病入膏肓可不是这个意思，你把药喝了，爷爷给你讲讲这个成语的故事。

相传春秋时期，晋国的君主晋景公得了重病，四处张榜寻找名医。

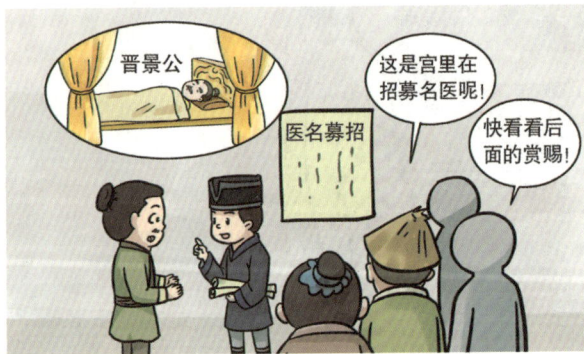

> 晋景公
>
> 这是宫里在招募名医呢！
>
> 医名募招
>
> 快看看后面的赏赐！

一位自称是巫医的人应召而来。

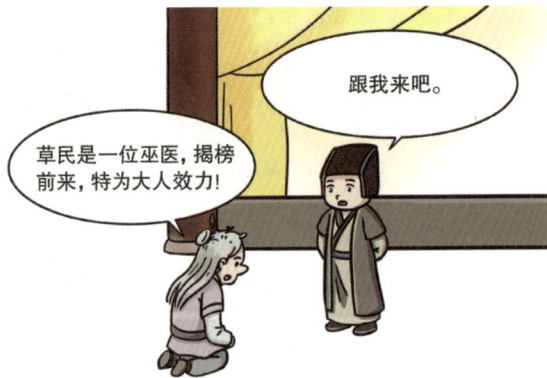

> 跟我来吧。
>
> 草民是一位巫医，揭榜前来，特为大人效力！

可他装神弄鬼地鼓捣了半天，也没见国君的病情有任何起色。

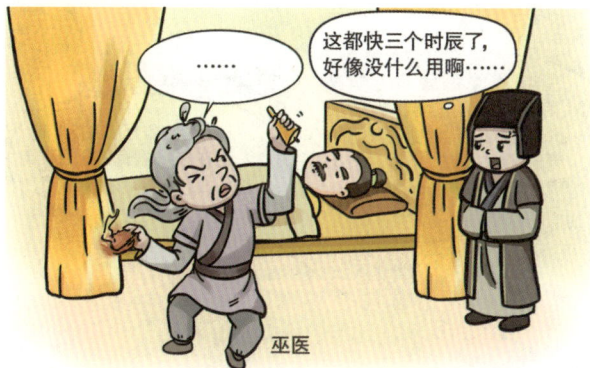

巫医还断言晋景公很快就会死去，尝不到今年新成熟的麦子。

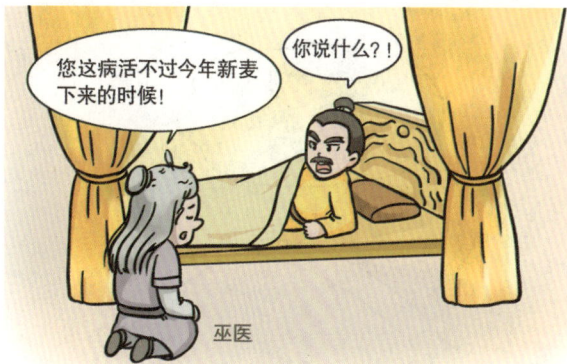

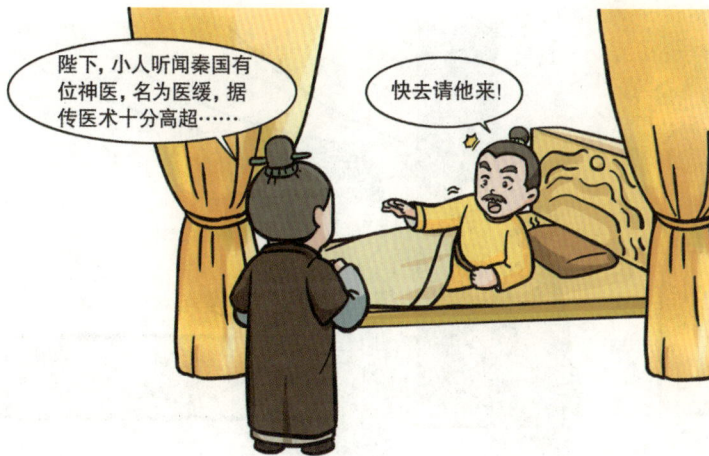

这时，属下有人说起秦国有位神医，名叫医缓。晋景公便立刻派人去请。

然而，医缓还在路上的时候，晋景公恍惚中做了个梦。

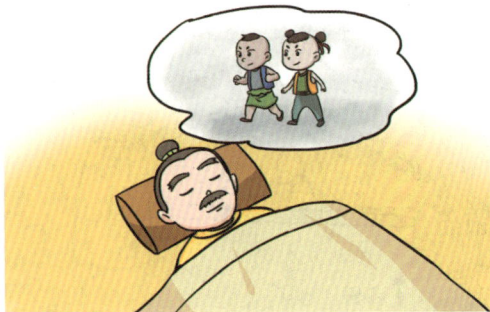

梦中有两个小童，自称是他疾病的化身，正互相说着悄悄话。

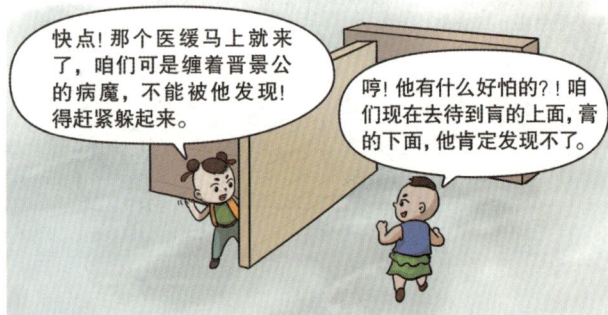

快点！那个医缓马上就来了，咱们可是缠着晋景公的病魔，不能被他发现！得赶紧躲起来。

哼！他有什么好怕的？！咱们现在去待到肓的上面，膏的下面，他肯定发现不了。

Gāo？ Huāng？晋景公满头雾水。

这时，医缓已经到达晋国，立刻被请进宫为晋景公诊治。

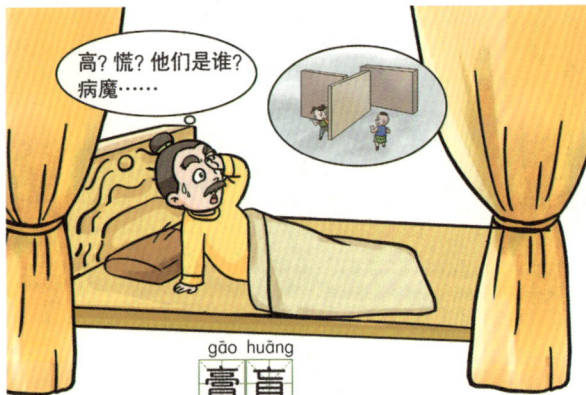

高？慌？他们是谁？病魔……

这边请。

膏 肓
gāo huāng
古人把人体的心尖脂肪叫"膏"，心脏与隔膜之间的位置叫"肓"。

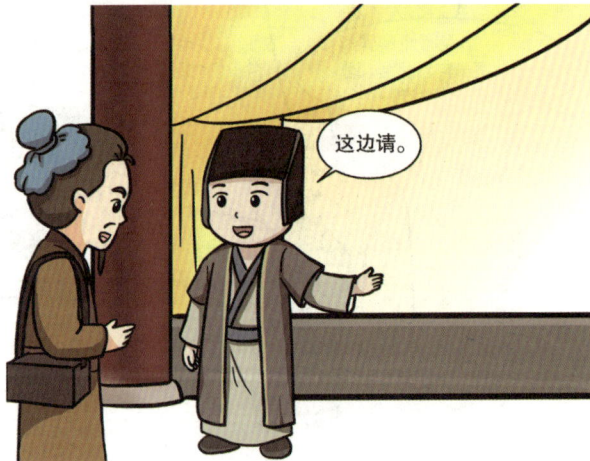

可他面露难色，诊察了好久，才缓缓说道：

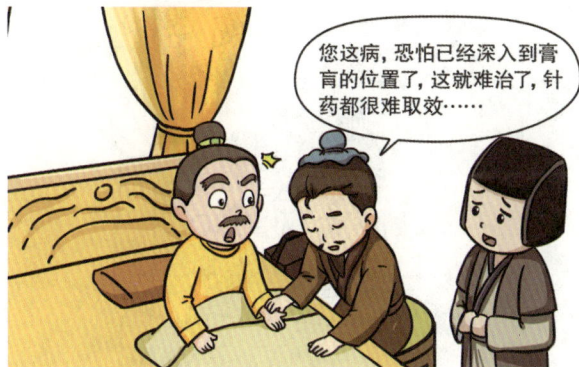

您这病，恐怕已经深入到膏肓的位置了，这就难治了，针药都很难取效……

晋景公一下子联想到那个奇怪的梦，也认为医缓的诊断是正确的。

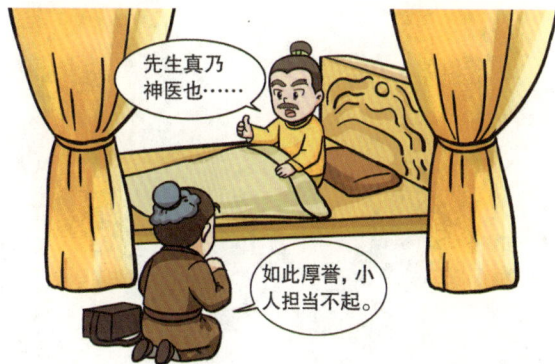

先生真乃神医也……

如此厚誉，小人担当不起。

但因为疾病已经深入膏肓，无法治疗了，医缓只得告退。

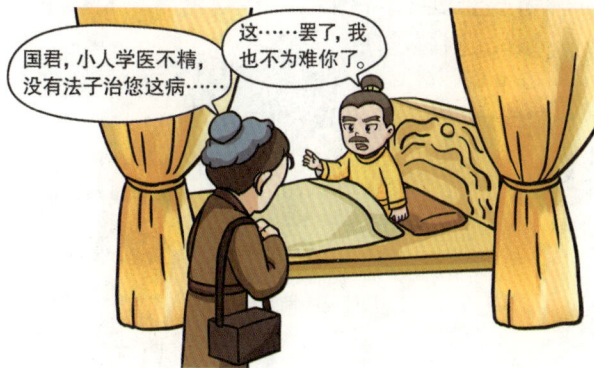

国君，小人学医不精，没有法子治您这病……

这……罢了，我也不为难你了。

晋景公赏赐了一份厚礼，叫人送医缓回秦国了。

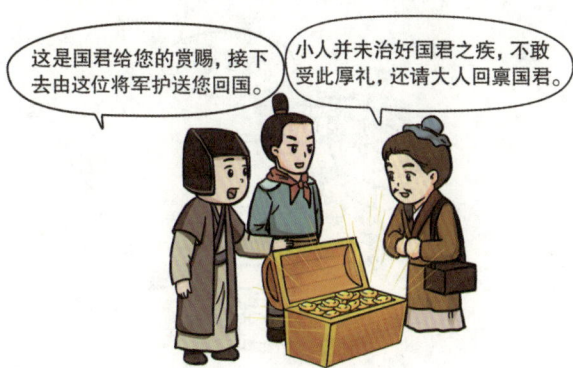

这是国君给您的赏赐，接下去由这位将军护送您回国。

小人并未治好国君之疾，不敢受此厚礼，还请大人回禀国君。

时间很快到了六月初六，新麦下来了。

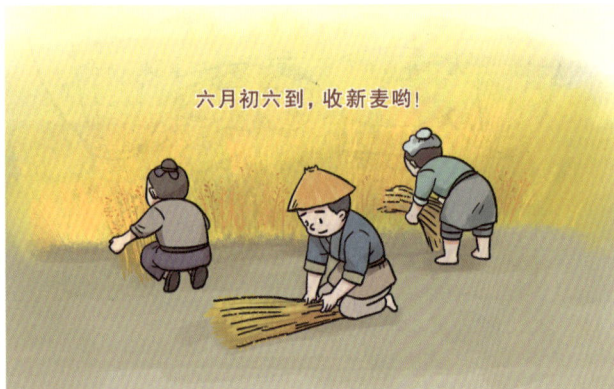

六月初六到，收新麦哟！

晋景公让厨师烹制了一碗新麦粥，特意请来当时的巫医旁观。

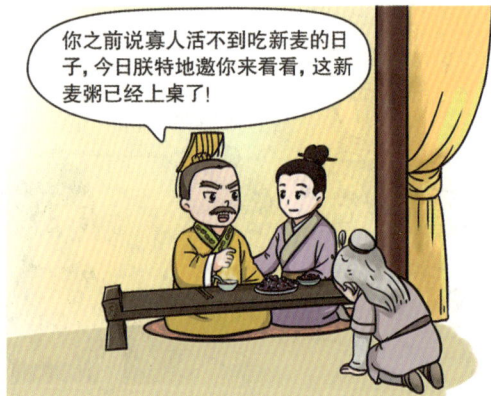

你之前说寡人活不到吃新麦的日子，今日朕特地邀你来看看，这新麦粥已经上桌了！

他正要品尝，却突然一阵腹痛，只好先去厕所。

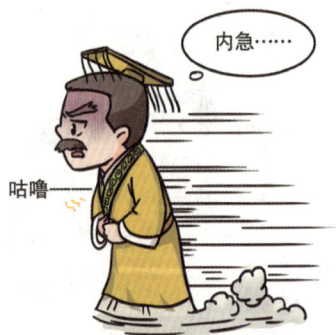

内急……

咕噜——

令人意外的是，晋景公因为病情深重，突发不适，一不小心跌进茅厕里死去了。

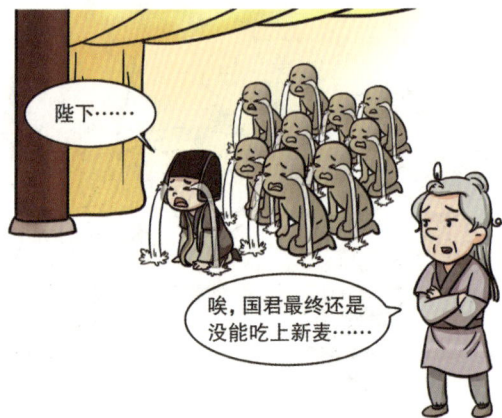

陛下……

唉，国君最终还是没能吃上新麦……

原来如此……我有芪爷爷您这位大神医，真是瞎担心了！

这就是"病入膏肓"的故事，这个成语现在用来形容病情十分严重，已经到了无法医治的地步，而你只是吹风着凉了，喝了药很快就会好的。

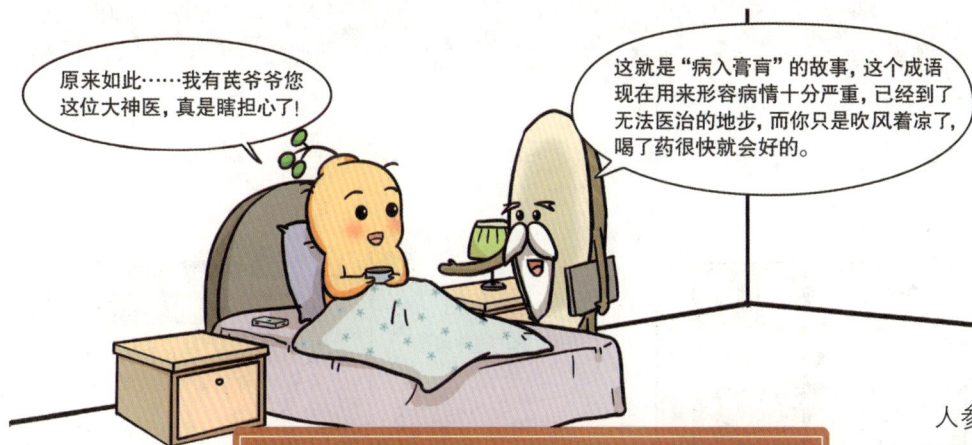

病入膏肓：
　　病到了无法医治的地步，也比喻事情严重到了不可挽救的程度（我国古代医学认为膏肓是药力达不到的地方）。

人参娃听完故事，意识到自己用错了成语，不好意思地笑起来。

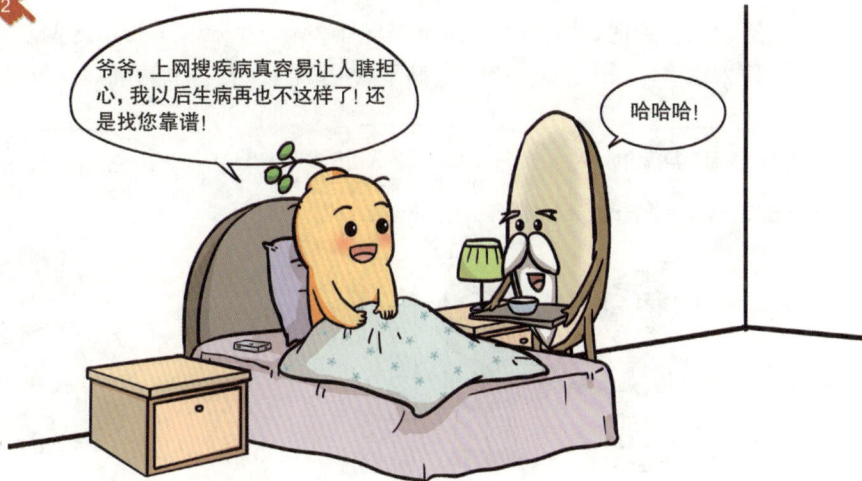

爷爷，上网搜疾病真容易让人瞎担心，我以后生病再也不这样了！还是找您靠谱！

哈哈哈！

他两三口喝完了药，期待着身上的病魔被快点赶走，早日恢复健康！

11. 橘井泉香

一天，有位芪爷爷曾经诊治过的患者给他送来了一面锦旗。

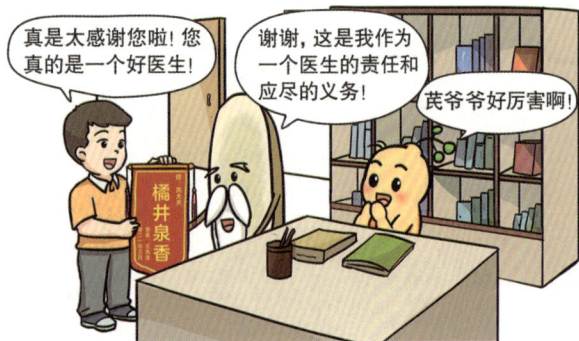

可是这锦旗上怎么写着"橘井泉香"？这是什么意思呢？

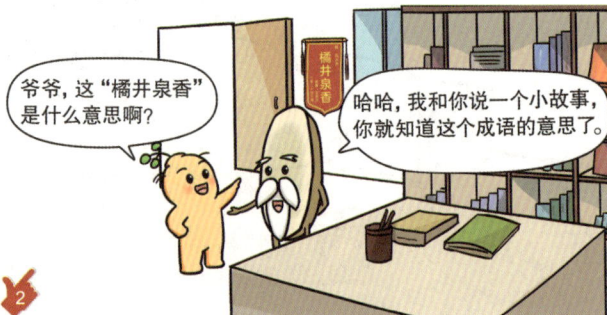

真是太感谢您啦！您真的是一个好医生！

谢谢，这是我作为一个医生的责任和应尽的义务！

芪爷爷好厉害啊！

爷爷，这"橘井泉香"是什么意思啊？

哈哈，我和你说一个小故事，你就知道这个成语的意思了。

在西汉汉文帝时，湖南郴（Chēn）州有个人叫苏耽，医术精湛，乐于助人，为人治病不收报酬。

相传他擅长养生之术，并且最终位列仙班，人们尊称他为"苏仙翁"。

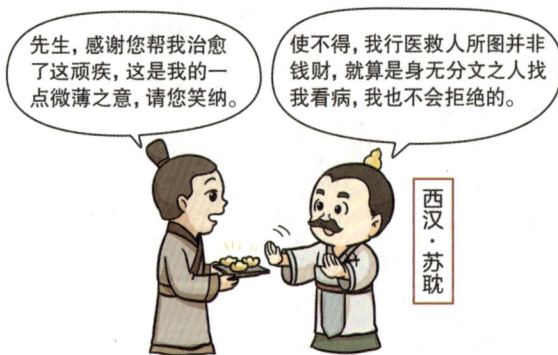

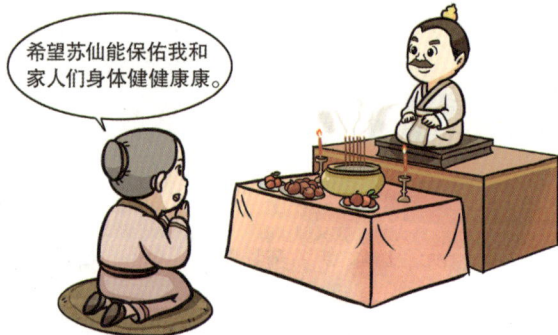

先生，感谢您帮我治愈了这顽疾，这是我的一点微薄之意，请您笑纳。

使不得，我行医救人所图并非钱财，就算是身无分文之人找我看病，我也不会拒绝的。

西汉·苏耽

希望苏仙能保佑我和家人们身体健健康康。

他在临走成仙之前告知母亲，明年天下将流行瘟疫，用家里的井水和橘叶熬药给那些患瘟疫的患者就能治病。

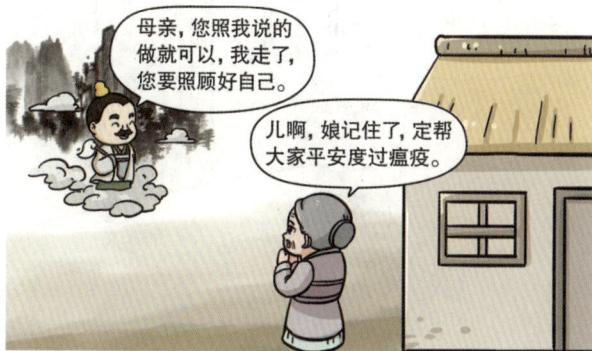

> 母亲，您照我说的做就可以，我走了，您要照顾好自己。

> 儿啊，娘记住了，定帮大家平安度过瘟疫。

第二年果然如苏耽所料，民间瘟疫爆发。

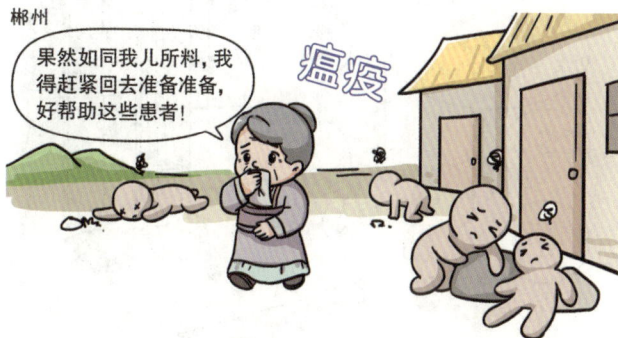

郴州

> 果然如同我儿所料，我得赶紧回去准备准备，好帮助这些患者！

瘟疫

苏耽的母亲就照着苏耽的话，用井水和橘叶治愈了很多患瘟疫的患者。

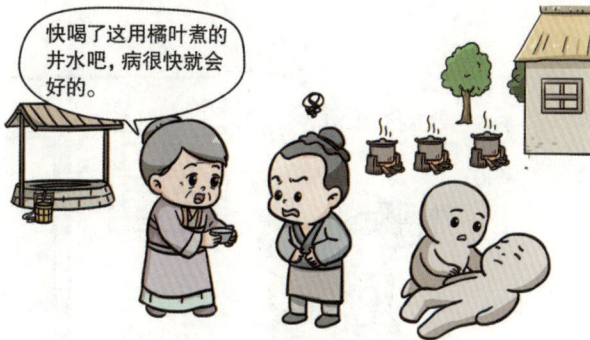

> 快喝了这用橘叶煮的井水吧，病很快就会好的。

用橘叶和井水就能治病，是不是很神奇呢？

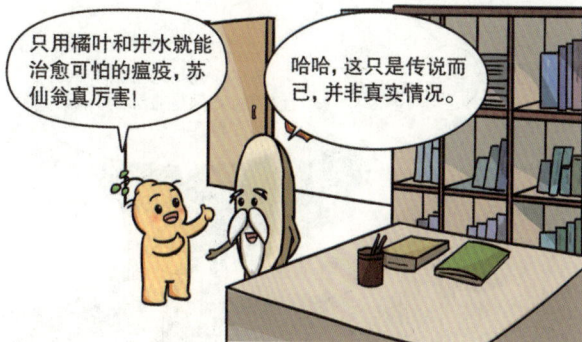

> 只用橘叶和井水就能治愈可怕的瘟疫，苏仙翁真厉害！

> 哈哈，这只是传说而已，并非真实情况。

在真正的历史上，苏耽其实是个放牛娃。

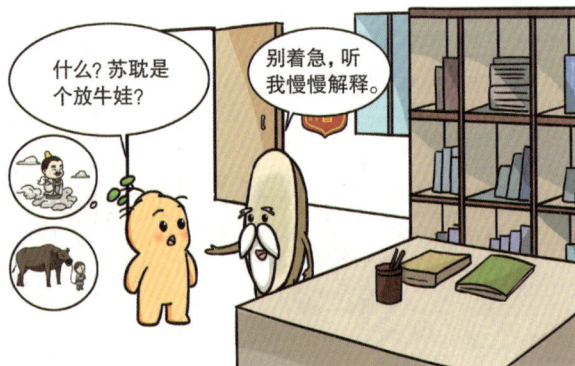

原来，古时候的郴州瘟疫横行，民不聊生，人们最大的愿望是摆脱病魔的折磨。

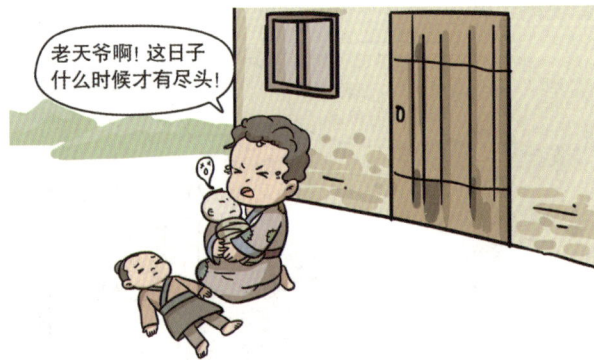

什么？苏耽是个放牛娃？

别着急，听我慢慢解释。

老天爷啊！这日子什么时候才有尽头！

而作为放牛娃的苏耽，经常跟着进山采药的郎中认药，因此发现了橘树可以治病的功效。

他用屋门前的井水煎煮橘叶，热心地为百姓治病，而且分文不取，所以名声远扬。

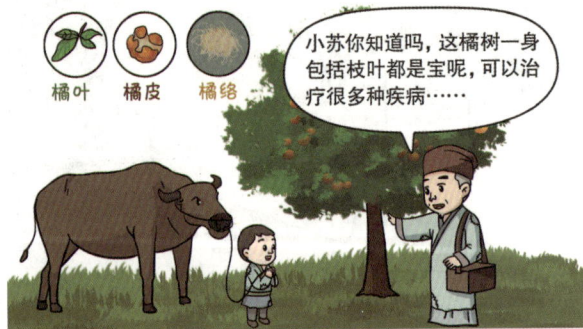

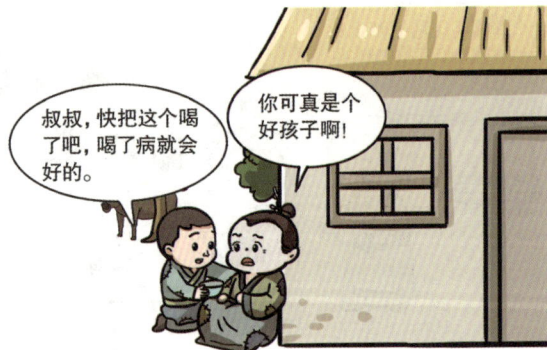

橘叶　橘皮　橘络

小苏你知道吗，这橘树一身包括枝叶都是宝呢，可以治疗很多种疾病……

叔叔，快把这个喝了吧，喝了病就会好的。

你可真是个好孩子啊！

但不幸的是，苏耽后来因病去世，大伙为了纪念他，自发为他建起了祠堂。

所以传说中苏耽位列仙班的故事，正反映了老百姓希望可以解脱苦难，崇尚好人有好报的愿望。

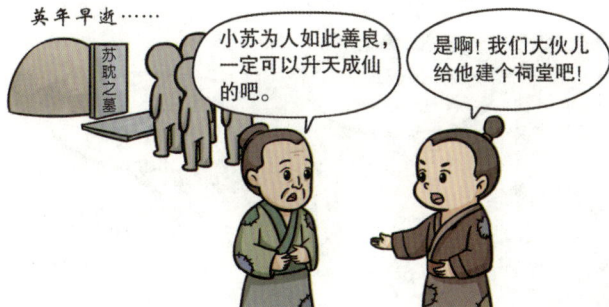

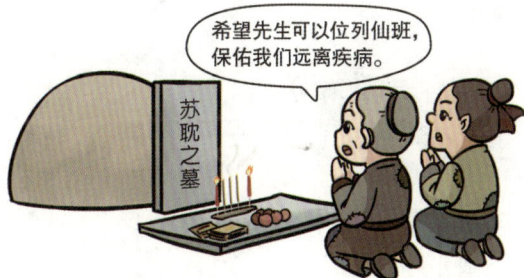

英年早逝……

苏耽之墓

小苏为人如此善良，一定可以升天成仙的吧。

是啊！我们大伙儿给他建个祠堂吧！

希望先生可以位列仙班，保佑我们远离疾病。

苏耽之墓

此后医家常常以"橘井"一词或"橘""杏"并用来为医书取名，诸如"橘井元珠""橘杏春秋"等。

所以"橘井"一词便渐渐地演变为医家的代名词，人们常常以"橘井泉香"来歌颂医家救人的功绩，医家也常将此书写在匾上以明志。

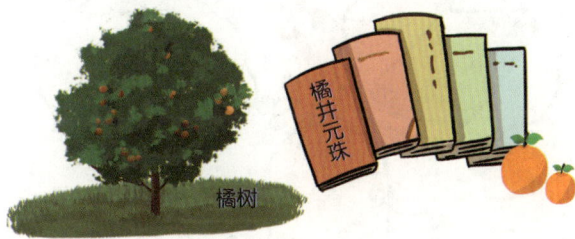

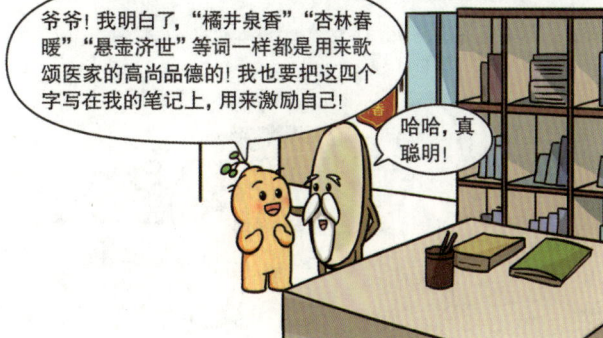

橘树

橘井元珠

爷爷！我明白了，"橘井泉香""杏林春暖""悬壶济世"等词一样都是用来歌颂医家的高尚品德的！我也要把这四个字写在我的笔记上，用来激励自己！

哈哈，真聪明！

12. 神气十足

大家听过"神气十足"这个成语吗？

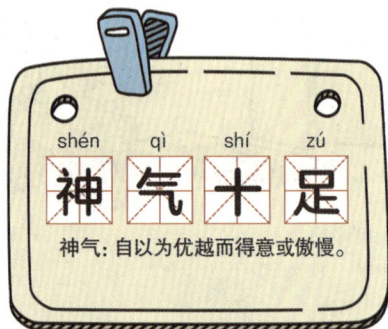

shén qì shí zú

神 气 十 足

神气：自以为优越而得意或傲慢。

它常用来形容人得意傲慢的样子。

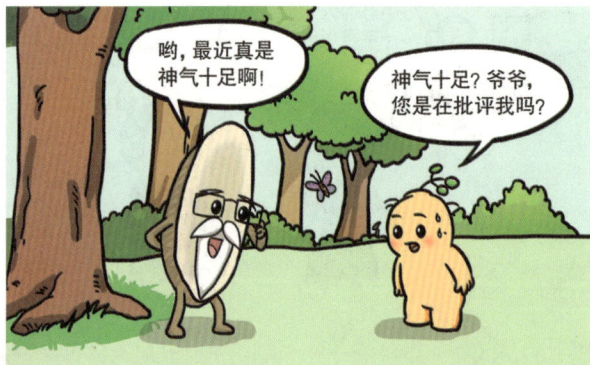

哟，最近真是神气十足啊！

神气十足？爷爷，您是在批评我吗？

不过在中医里，"神气十足"有着另一种解释，"神气"取的是精神饱满的意思。

这是为什么呢？

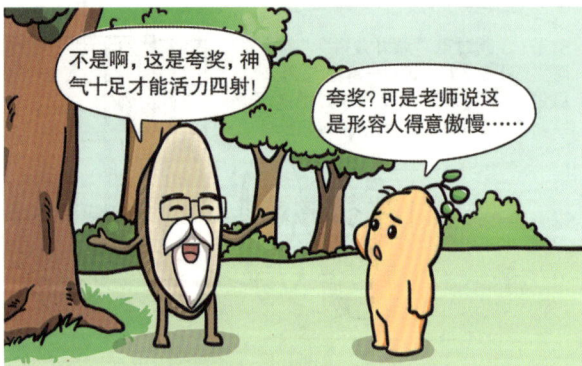

不是啊，这是夸奖，神气十足才能活力四射！

夸奖？可是老师说这是形容人得意傲慢……

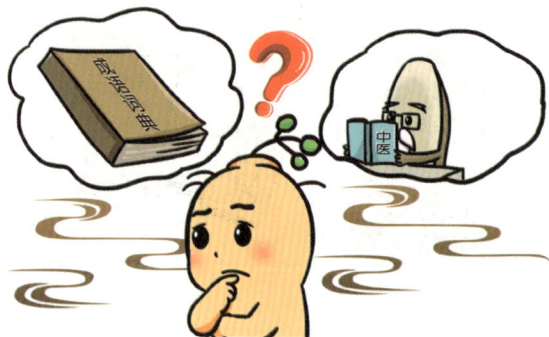

原来，在中医世界中，"精气神"是生命最重要的东西！

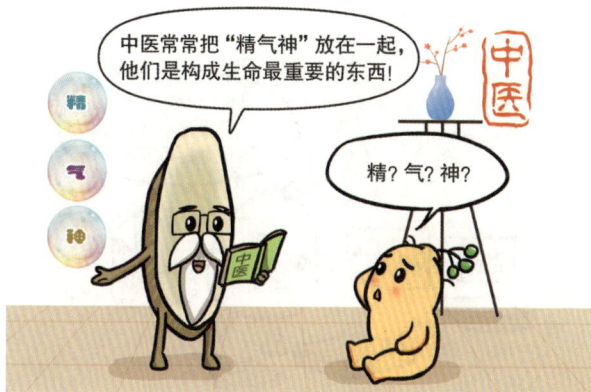

首先让我们来看看，排在第一位的"精"是什么？

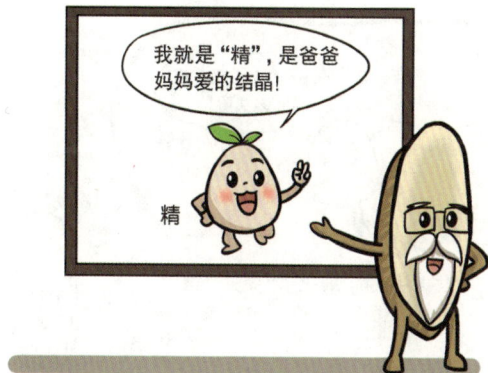

狭义的"精"就像一颗种子，里面藏着爸爸妈妈各自的信息，被种进妈妈温暖的肚子里。

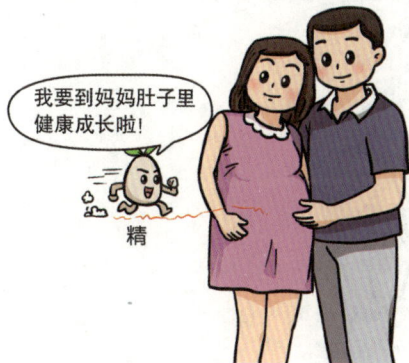

而妈妈的子宫也为这颗"种子"提供了生长最适宜的环境。

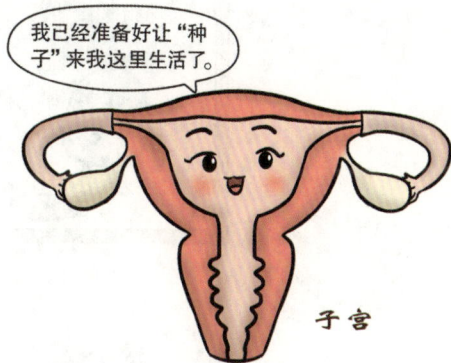

所以，"精"种子一旦生成，就已经携带好了关于成长的全部装备和一部分能量。

可成长的信息太多太复杂啦，只靠"精"单干可不行。

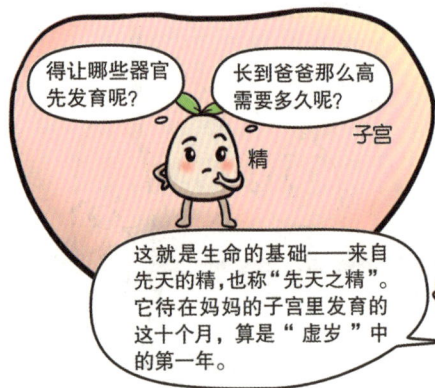

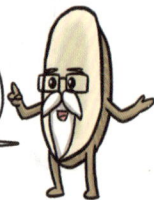

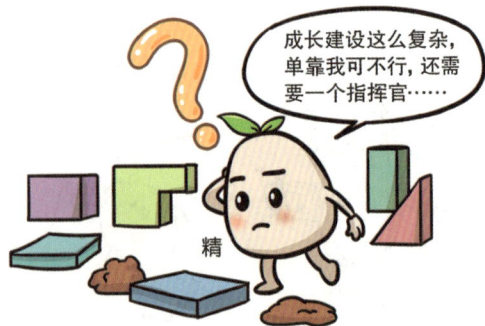

得让哪些器官先发育呢？

长到爸爸那么高需要多久呢？

子宫

精

这就是生命的基础——来自先天的精，也称"先天之精"。它待在妈妈的子宫里发育的这十个月，算是"虚岁"中的第一年。

成长建设这么复杂，单靠我可不行，还需要一个指挥官……

精

1 2 3

于是，"先天之精"变出了一个分身，它的名字叫"神"。

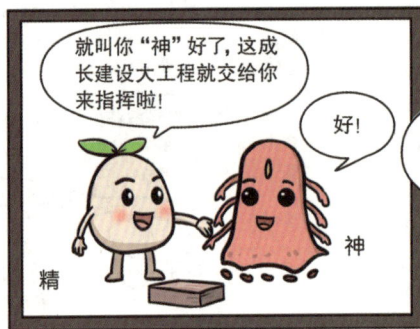

就叫你"神"好了，这成长建设大工程就交给你来指挥啦！

好！

这就是"先天之精"产生的"元神"，是成长的指挥官。

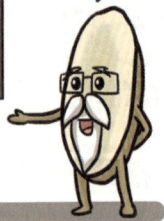

精

神

"神"指挥官负责处理所有信息，有条不紊地建设好身体这个大集体。

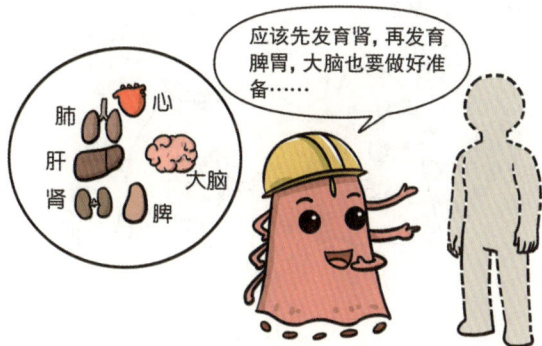

应该先发育肾，再发育脾胃，大脑也要做好准备……

肺 心
肝 肾 大脑
脾

可是，想要把这个集体建设好，只有指挥官可不行。

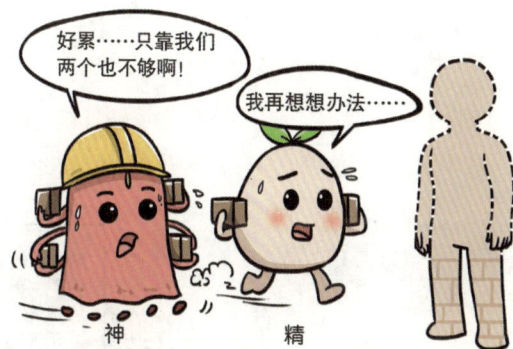

好累……只靠我们两个也不够啊!

我再想想办法……

神   精

于是，"先天之精"灵机一动，变出了许多充满战斗力的"气"工人，跑到各地去执行"神"的任务。

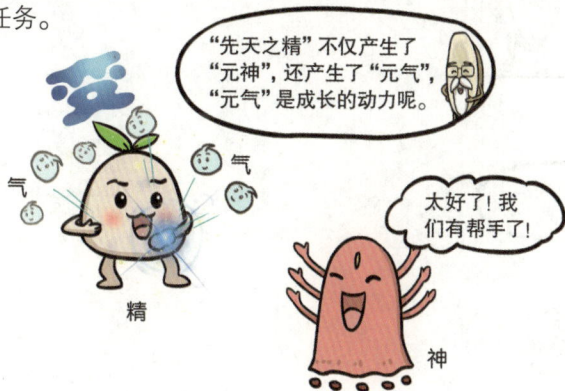

"先天之精"不仅产生了"元神"，还产生了"元气"，"元气"是成长的动力呢。

气 气

精

太好了! 我们有帮手了!

神

"气"工人们为了维持不断运动的生命，只能不断消耗自身的能量，这可不是长久之计。

不过应该从哪里获得源源不断的能量呢？

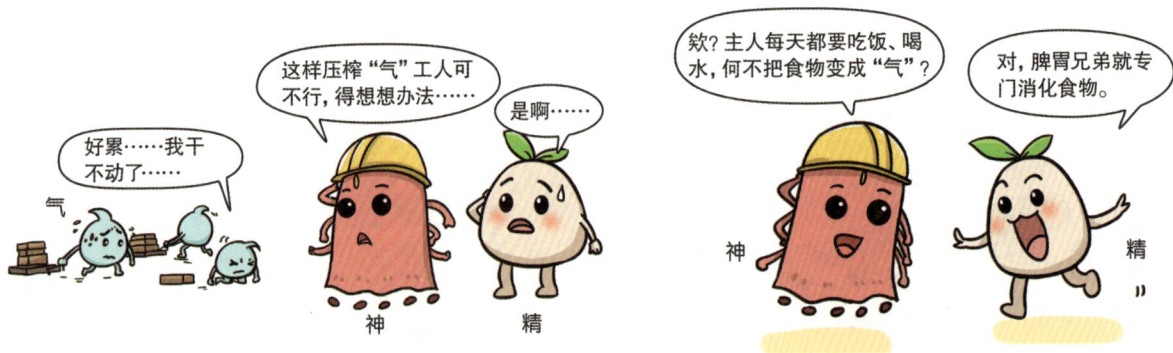

> 好累……我干不动了……

> 这样压榨"气"工人可不行，得想想办法……

> 是啊……

神 精

> 欸？主人每天都要吃饭、喝水，何不把食物变成"气"？

> 对，脾胃兄弟就专门消化食物。

神 精

有啦！何不交给脾胃两兄弟！

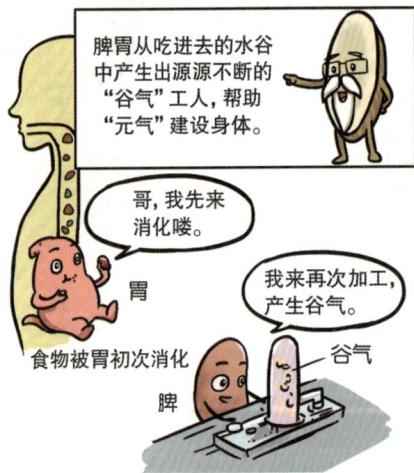

> 脾胃从吃进去的水谷中产生出源源不断的"谷气"工人，帮助"元气"建设身体。

> 哥，我先来消化喽。

胃

> 我来再次加工，产生谷气。

食物被胃初次消化

脾 谷气

由脾胃生产出来的"谷气"工人们，在"神"的指挥下开始工作啦！

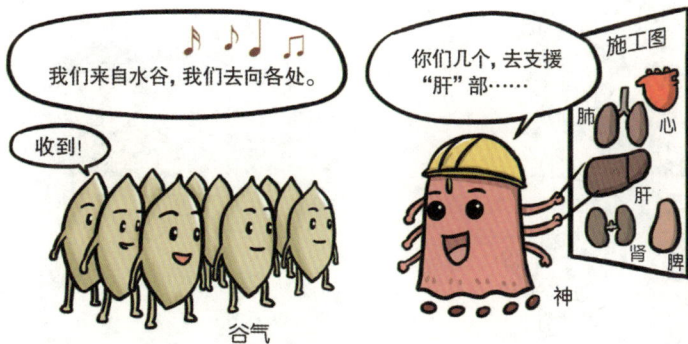

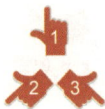

渐渐地，我们身体中的脏腑、组织越来越多，这就需要更多的指挥官，才不会发生混乱。

于是，"神"把总指挥台安在心脏，化出几个分身，去管辖其他脏腑。

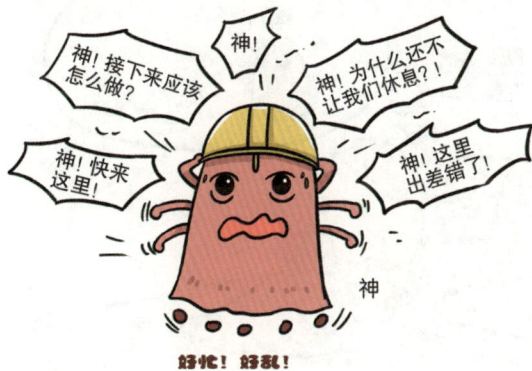

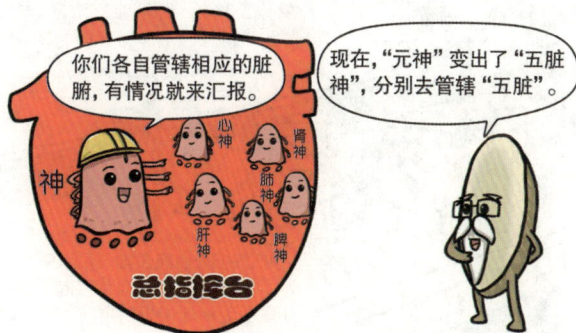

就这样，在"精""气""神"的互相配合下，身体这个大集体被建设得越来越好。

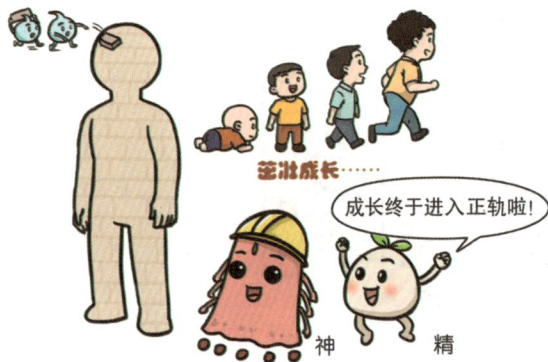

"精气神"越充足，我们的生命也越有活力！

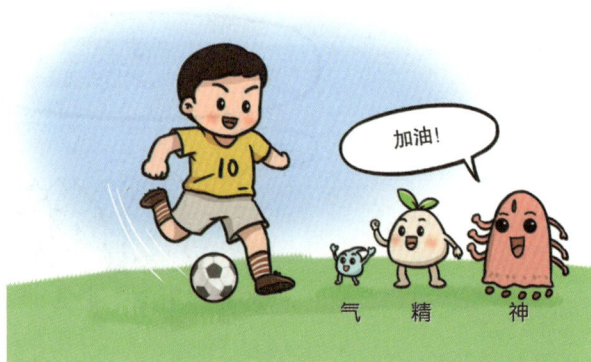

成长终于进入正轨啦！

茁壮成长……

神　精

加油！

气　精　神

可是，有些小主人一点也不懂得珍惜，他们不知道，一旦缺少了"精气神"，身体就会陷入危险。

每次熬夜时，"气"就要加倍工作，"神"也要随时待命，加班加点，才能勉强保护好他。

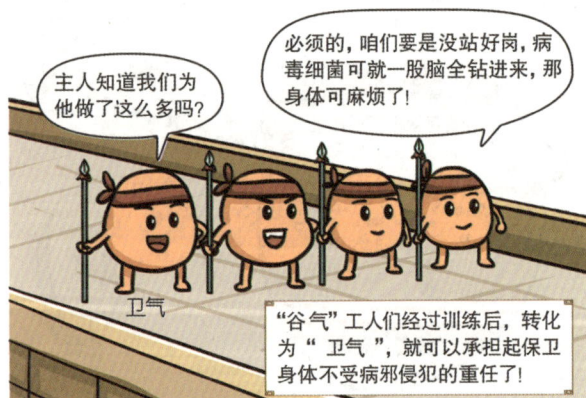

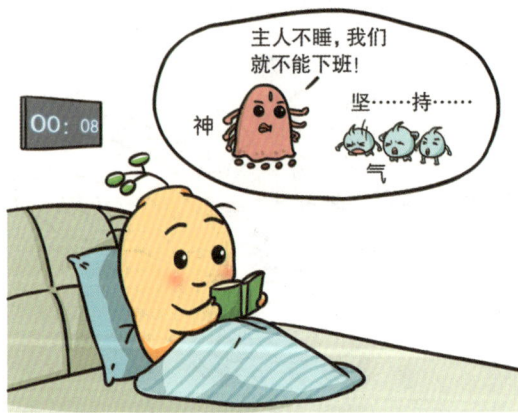

主人知道我们为他做了这么多吗？

必须的，咱们要是没站好岗，病毒细菌可就一股脑全钻进来，那身体可麻烦了！

卫气

"谷气"工人们经过训练后，转化为"卫气"，就可以承担起保卫身体不受病邪侵犯的重任了！

主人不睡，我们就不能下班！

神

坚……持……

气

00:08

每次暴饮暴食后，"气"要超负荷工作，才能推动脾胃及时消化，不让主人生病。

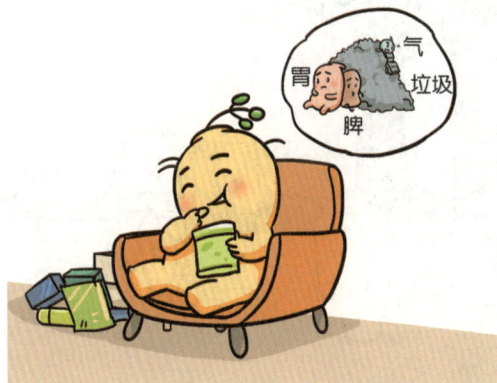

如果只会压迫"精气神"工作，却不让它们休息，迟早会生病的！

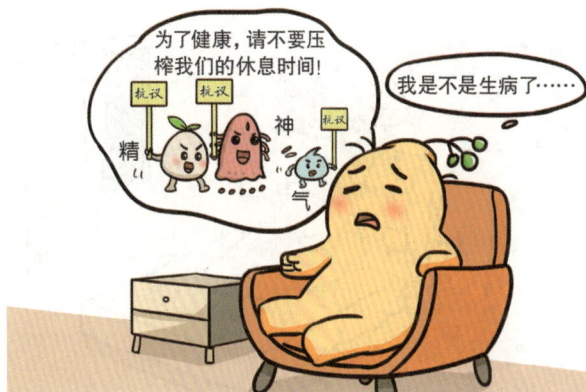

必须自救啦！

第一步就是要好好吃饭，才能产生源源不断的"气"。

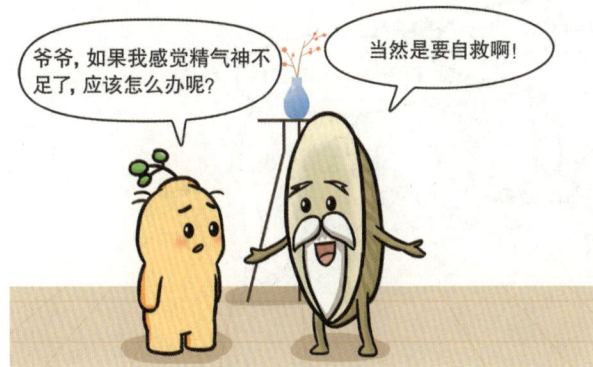

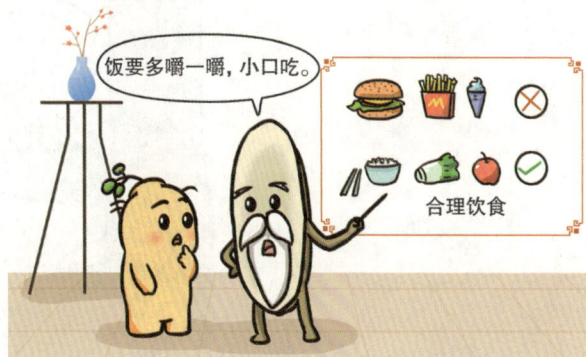

二要作息规律，让"神"劳逸结合，才能帮助"气"保存体力。

三要适当运动，"精气神"十足，才能让我们充满活力！

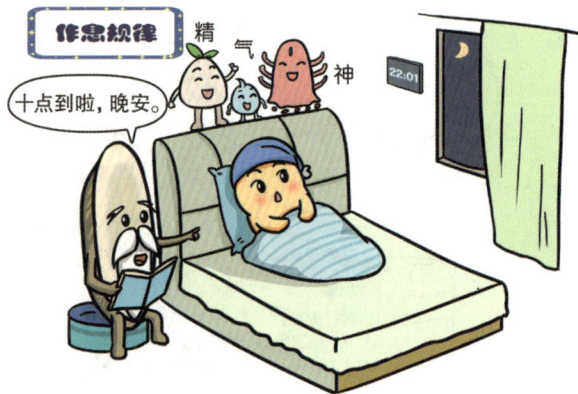

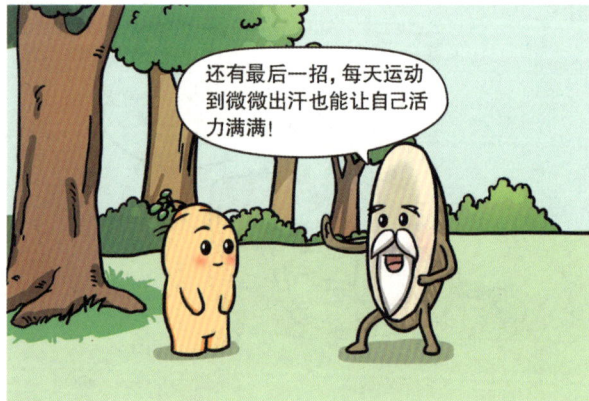

珍惜"精气神"，一起做"神气十足"的好孩子吧！

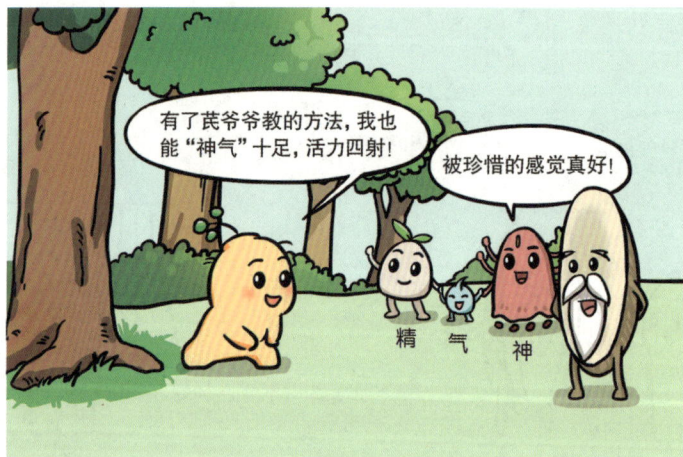

13. 沁人心脾

深吸一口来自花草的清香，一定会觉得身心愉悦。

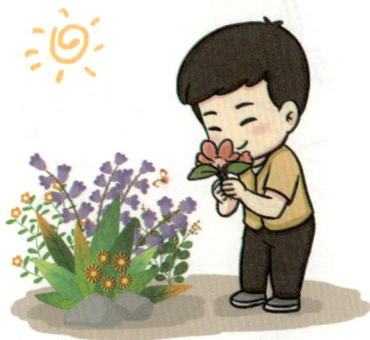

"沁人心脾"这个成语，从字面上理解的意思是指新鲜的空气或清凉的饮料渗入了人体的"心"和"脾"。

用一个成语来形容此时此刻的感受，那就是"沁人心脾"。

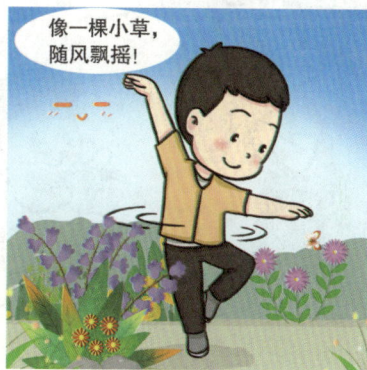

为什么新鲜的空气或清凉的饮料会给人体带来这样的感受呢？

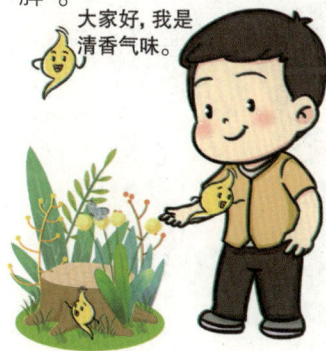

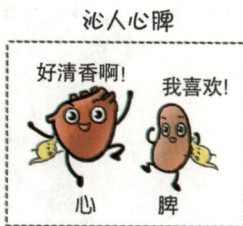

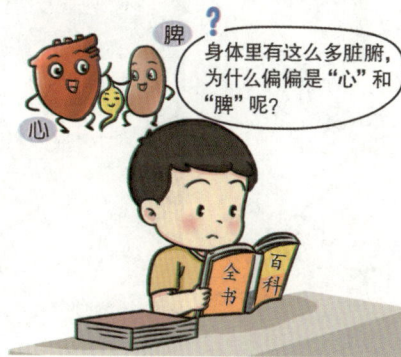

这时候用中医学知识就可以很好地来解释了。

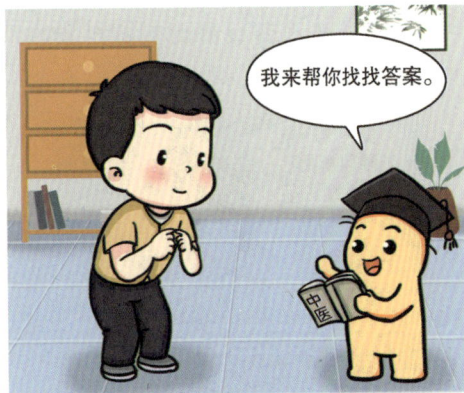

我们体内的"脾脏"是主管人体消化的器官，有自己独特的喜好。

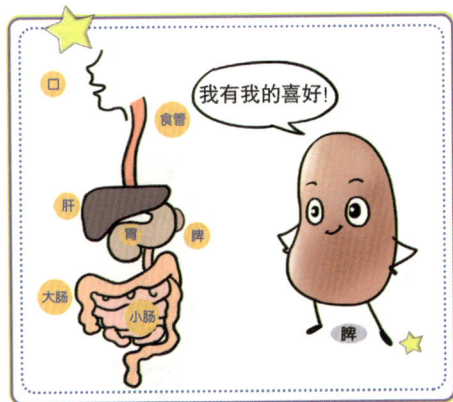

我来帮你找找答案。

口

食管

肝

胃

脾

大肠

小肠

我有我的喜好！

脾

它喜欢芳香而干燥的气味，讨厌湿漉漉的环境。

所以吸入空气中的芳香，正好迎合了脾的喜好。

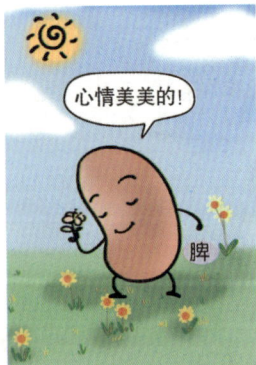

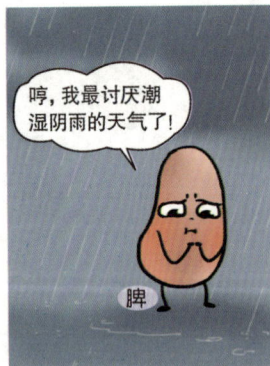

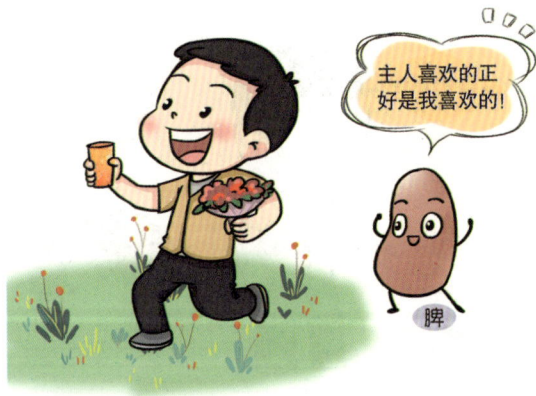

心情美美的！

脾

哼，我最讨厌潮湿阴雨的天气了！

脾

主人喜欢的正好是我喜欢的！

脾

生活中闻到诱人的饭香，总会让我们食欲大开。

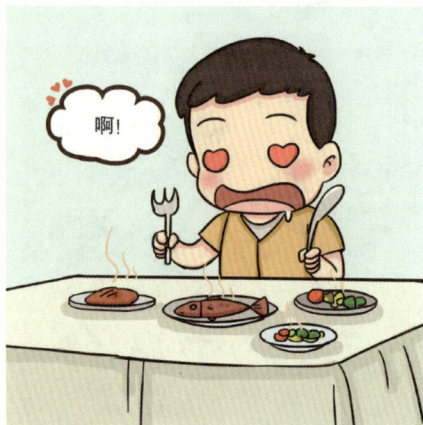

就是因为饭菜的香气会最先渗入脾脏，刺激人的味蕾，增加食欲。

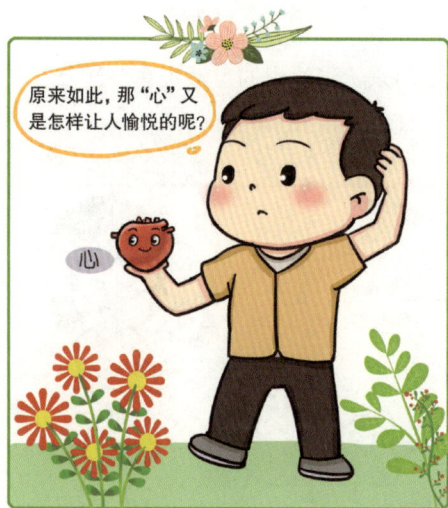

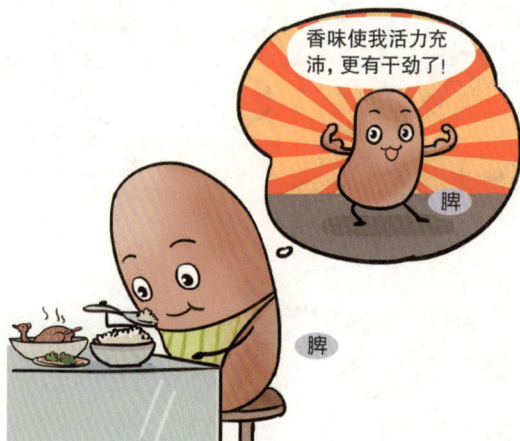

人体内有五脏，即肝、心、脾、肺、肾，其中心和脾的关系很密切。

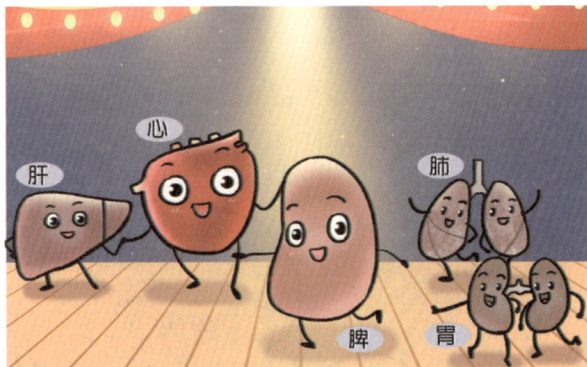

而对应中医五行学说中，五脏有着各自的属性——脾的属性是"土"，心的属性是"火"。

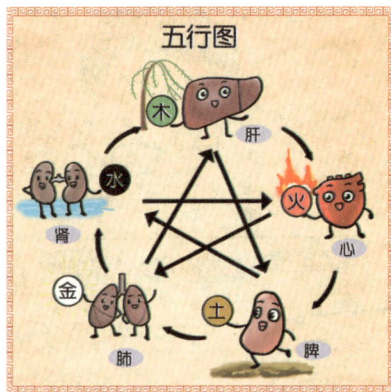

五行相生相克，所以火能够生土，对应的心就相当于是脾的妈妈。

孩子高兴，当妈妈的自然也会很开心。

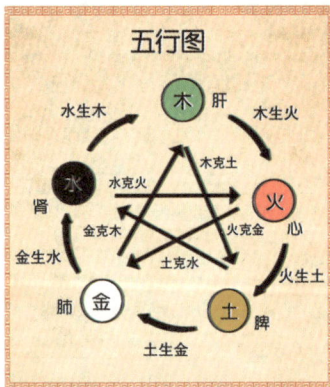

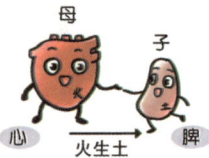

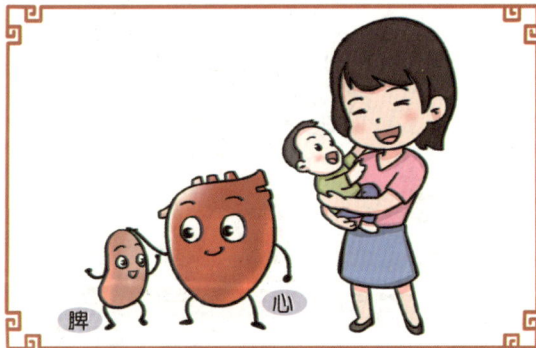

同时，中医五行学说中，还包括了人的五种基本情绪——怒、喜、思、悲、恐。

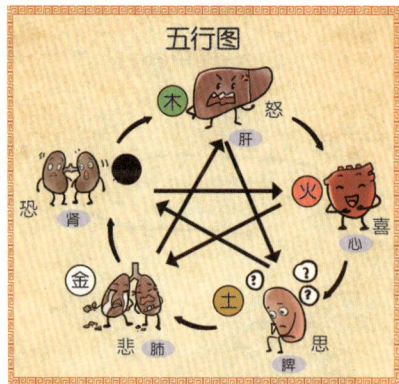

五行图

心主管着我们的情绪——喜，心妈妈高兴，我们体内的快乐就会被调动起来。

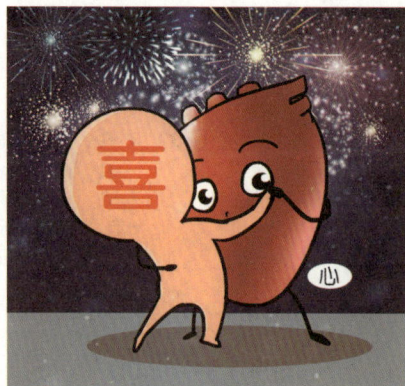

所以，虽然是我们的鼻子闻见了芳香的气味，但最先接受的却是脾，并随之反馈给了心，使人产生愉悦的心情。

"沁入心脾"就是借用"心"和"脾"这两个脏腑，指呼吸到新鲜空气或喝了清凉饮料使人感到舒适，现在也用来形容欣赏了美好的诗文、乐曲等给人以清新、爽朗的感觉。

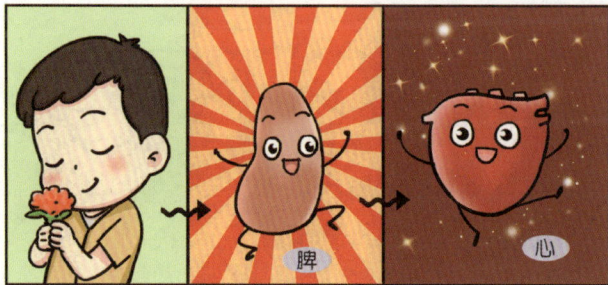

原来这个成语中蕴含着这么深奥的中医学知识啊！

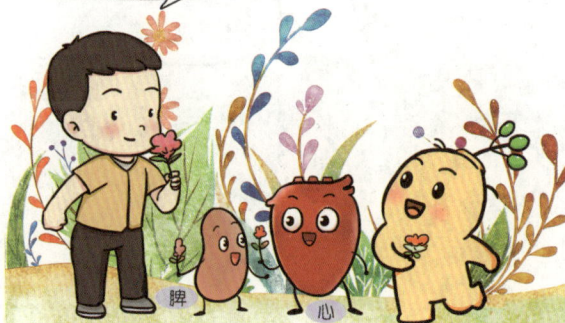

14. 金蝉脱壳

夏天，又到了蝉儿登场的时节。

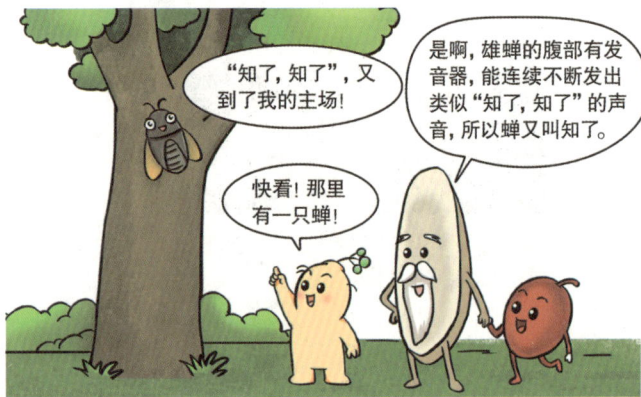

"知了，知了"，又到了我的主场！

快看！那里有一只蝉！

是啊，雄蝉的腹部有发音器，能连续不断发出类似"知了，知了"的声音，所以蝉又叫知了。

每一只蝉儿在成长过程中都需要经历一段特殊的蜕变，人们称之为"金蝉脱壳（qiào）"。

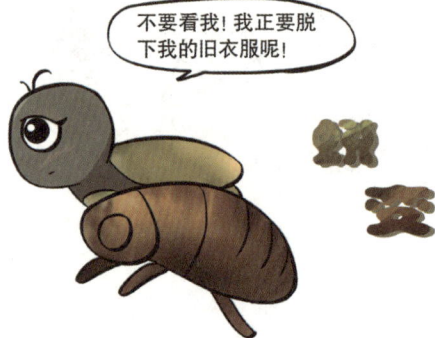

不要看我！我正要脱下我的旧衣服呢！

蝉儿脱下的壳和它本身长得一模一样，所以别人常常会把它的外衣误认成它自己。

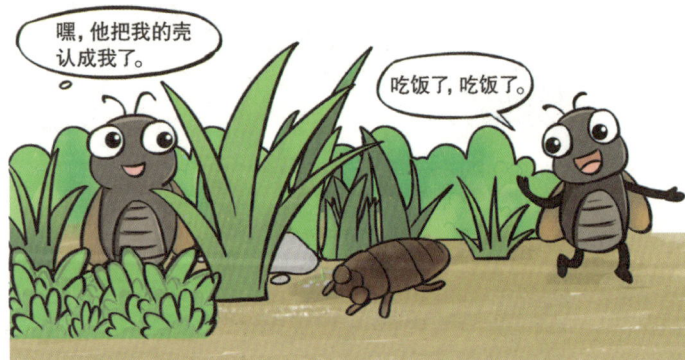

嘿，他把我的壳认成我了。

吃饭了，吃饭了。

细心的古人观察到了蝉儿的"独门绝技"，于是把这一计谋运用到带兵打仗中，成为"三十六计"兵法中的一计。

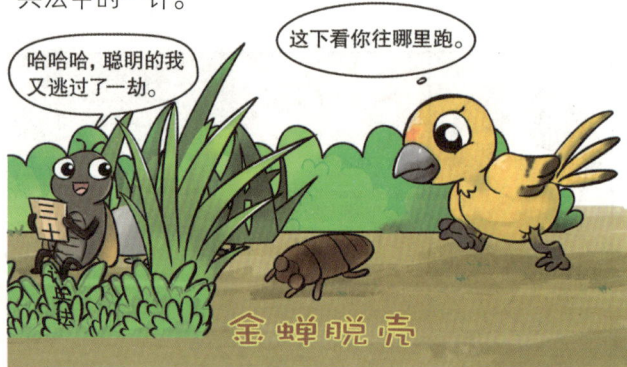

哈哈哈，聪明的我又逃过了一劫。

这下看你往哪里跑。

金蝉脱壳

凭借"金蝉脱壳"这一计谋，蝉儿在《三国演义》这本书中还有着一段传奇故事呢。

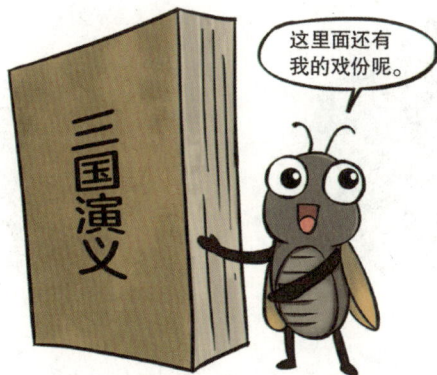

三国时期，实力最强的魏国对相对弱小的蜀国虎视眈眈，一直想要吞并它。

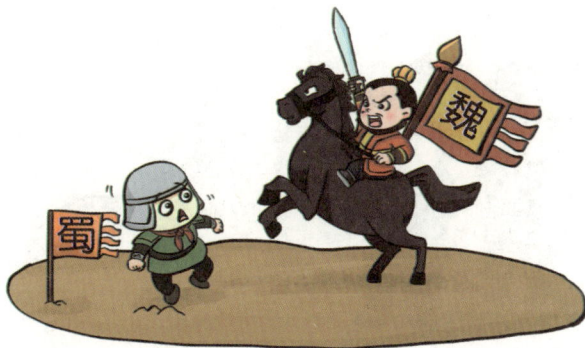

这里面还有我的戏份呢。

三国演义

但是魏国不敢轻举妄动，因为惧怕蜀国的丞相——诸葛亮。

诸葛亮曾率领蜀军六出祁山，北伐中原，想要让蜀国强大起来。

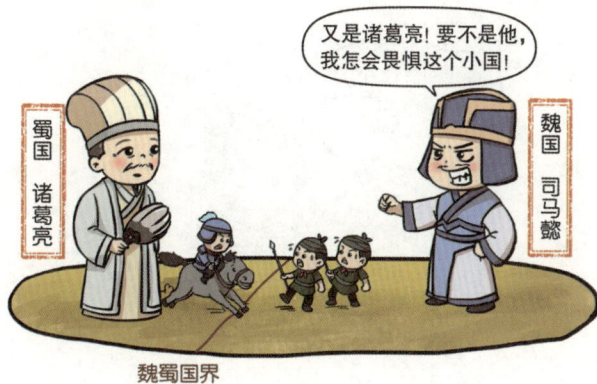

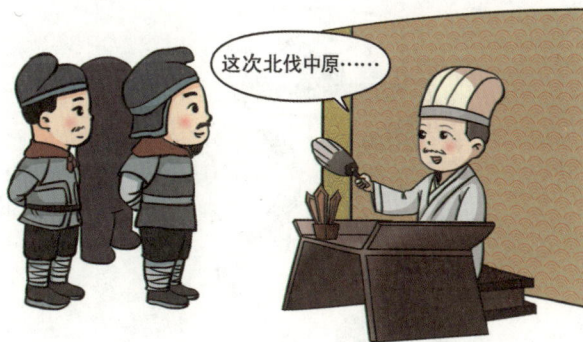

又是诸葛亮！要不是他，我怎会畏惧这个小国！

蜀国 诸葛亮

魏国 司马懿

魏蜀国界

这次北伐中原……

不过诸葛亮一直没能成功，最终在第六次北伐战争中积劳成疾，病死在了军中。

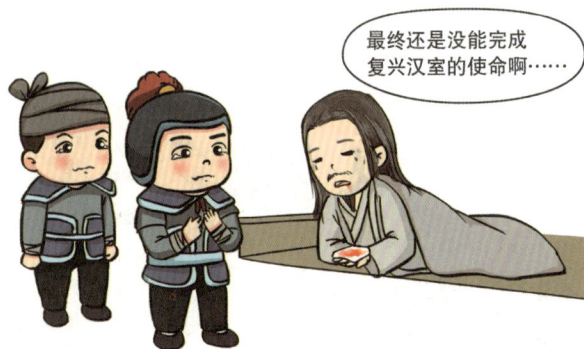

为了不让蜀军在撤退的路上被敌人魏军袭击。

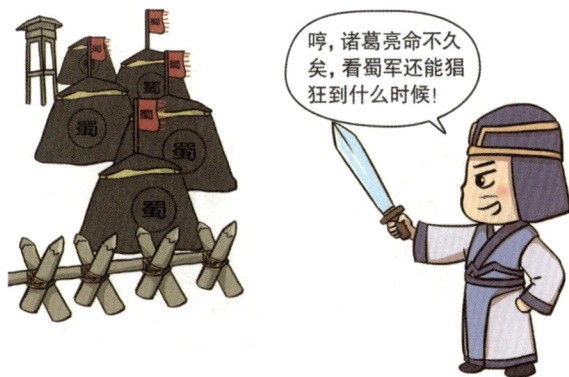

> 最终还是没能完成复兴汉室的使命啊……

> 哼，诸葛亮命不久矣，看蜀军还能猖狂到什么时候！

诸葛亮在弥留之际，向自己的弟子姜维秘密教授退兵之计。

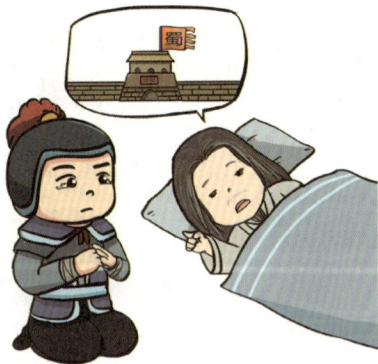

诸葛亮死后，姜维遵照他的吩咐，秘不发丧，对外严密封锁消息。

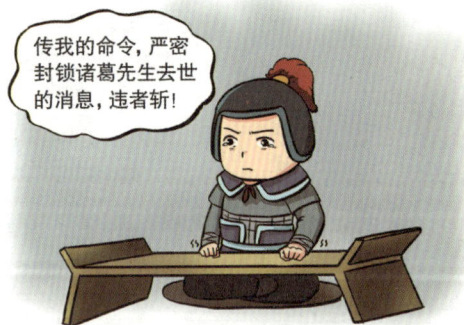

> 传我的命令，严密封锁诸葛先生去世的消息，违者斩！

他带着诸葛亮的灵柩，秘密率领军队撤退。

但诸葛亮去世的风声还是走漏了，魏国主帅司马懿知道后，马上率领魏军追了上来。

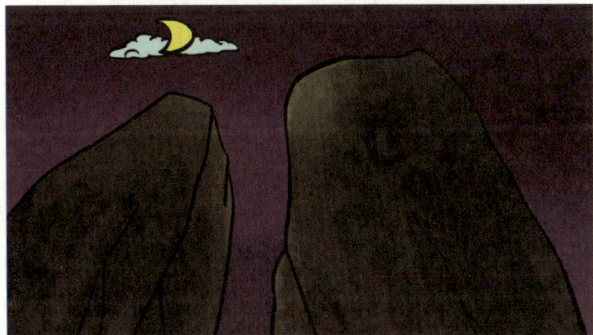

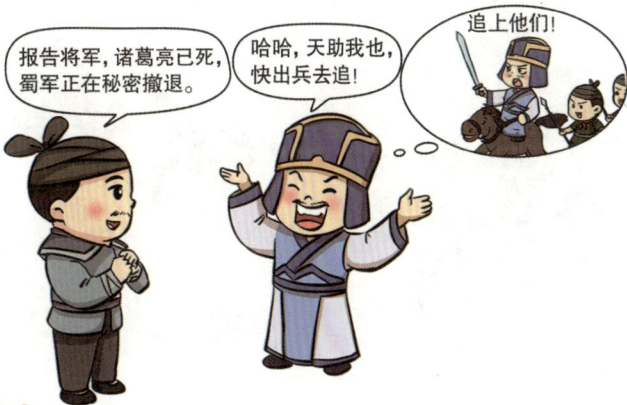

报告将军，诸葛亮已死，蜀军正在秘密撤退。

哈哈，天助我也，快出兵去追！

追上他们！

姜维事先命工匠模仿诸葛亮的模样，用木头雕了一个假人放在军中迷惑敌人。

而后派蜀军主将杨仪率领部分人马大张旗鼓向魏军发动进攻。

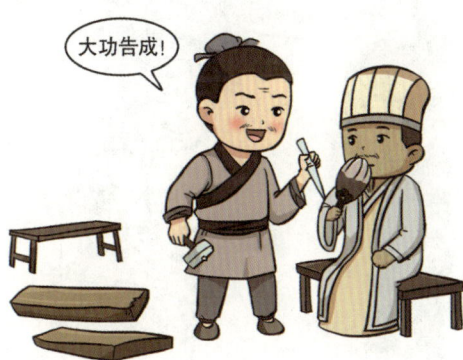

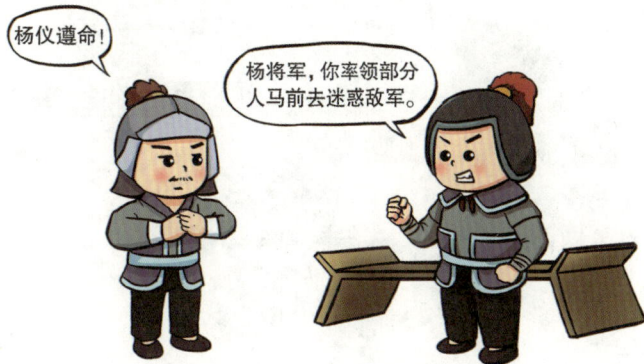

大功告成！

杨仪遵命！

杨将军，你率领部分人马前去迷惑敌军。

魏军远远望见蜀军，旗鼓大张，军容整齐，又看见诸葛亮稳坐军中，一点没有病重的样子，很是惊讶。

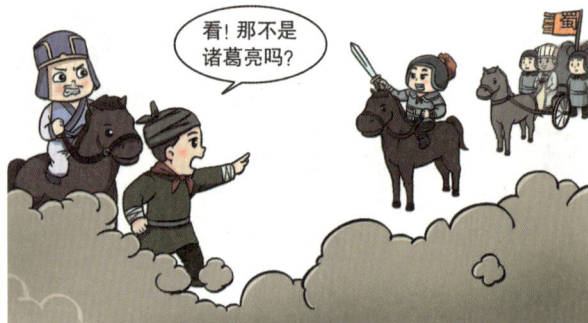

看！那不是诸葛亮吗？

司马懿便怀疑诸葛亮这次退兵是个陷阱，犹豫再三不敢追击，只好撤退。

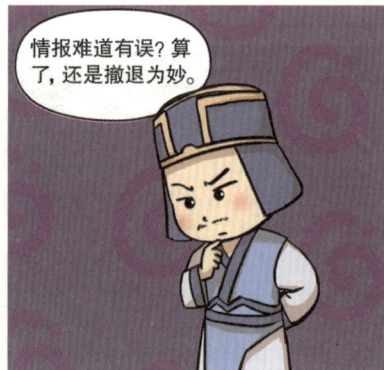

情报难道有误？算了，还是撤退为妙。

姜维趁着司马懿退兵的大好时机，马上指挥主力部队，迅速安全转移，撤回了汉中。

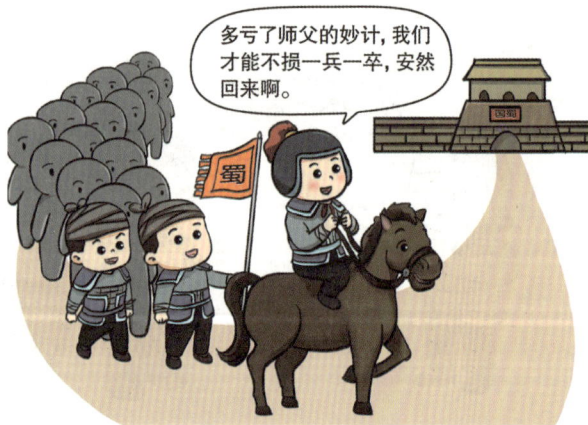

多亏了师父的妙计，我们才能不损一兵一卒，安然回来啊。

等到司马懿得知诸葛亮已死的消息，想要再进兵追击时，已经太晚了。

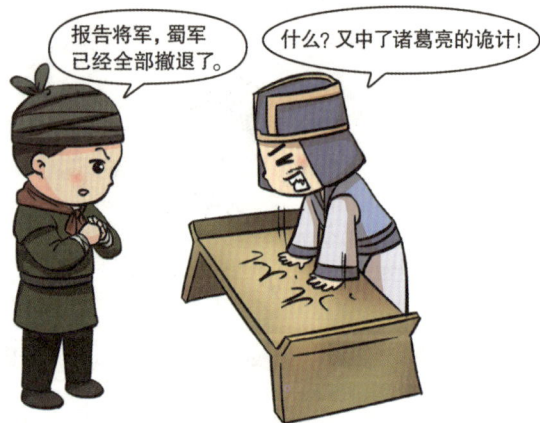

报告将军，蜀军已经全部撤退了。

什么？又中了诸葛亮的诡计！

诸葛亮设计用假人蒙蔽敌人，让自己的军队安全撤退，这一出漂亮的"金蝉脱壳"让世人称叹！

而在现实里，蝉儿脱下的外衣叫作"蝉蜕"，又称"蝉衣"，是一味很好的中药材。

金蝉脱壳

蝉变为成虫时要脱去一层壳，比喻用计逃脱而使对方不能及时发觉。

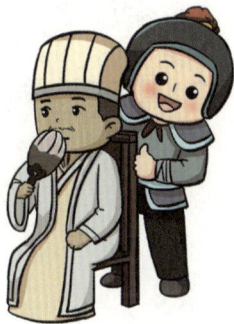

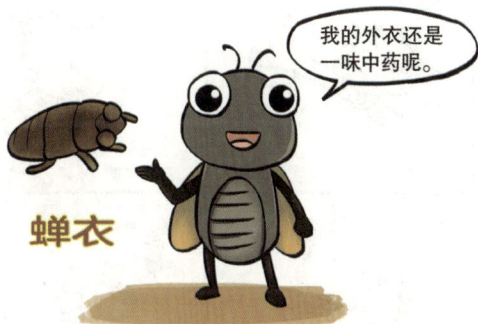

我的外衣还是一味中药呢。

蝉衣

蝉蜕擅长赶走侵犯人体肌表的风热之邪。

喝了蝉蜕煎的药汤，风热散退，感觉舒服多了！

哈哈，我厉害吧？别急，我还有更厉害的，请接着看。

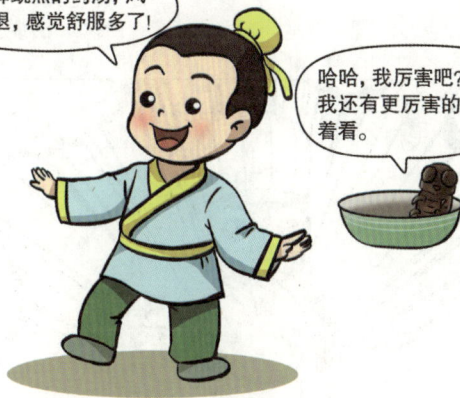

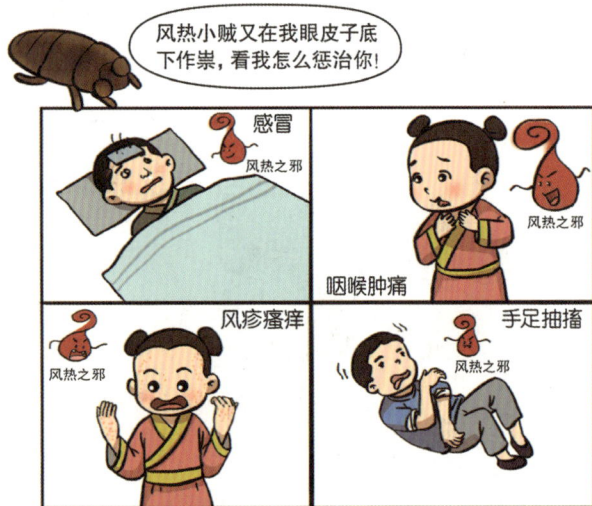
风热小贼又在我眼皮子底下作祟,看我怎么惩治你!

感冒
风热之邪

咽喉肿痛
风热之邪

风疹瘙痒
风热之邪

手足抽搐
风热之邪

所以经常用它来治疗由于风热之邪引起的感冒、咽喉肿痛、风疹瘙痒,甚至手足抽搐等疾病。

可以称得上是一名劳苦功高的"中药大臣"了。

从"三十六计"到"中药大臣",大家对蝉儿是不是有了更深的了解呢?

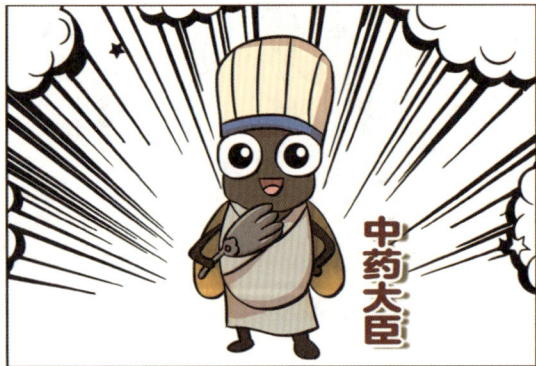
中药大臣

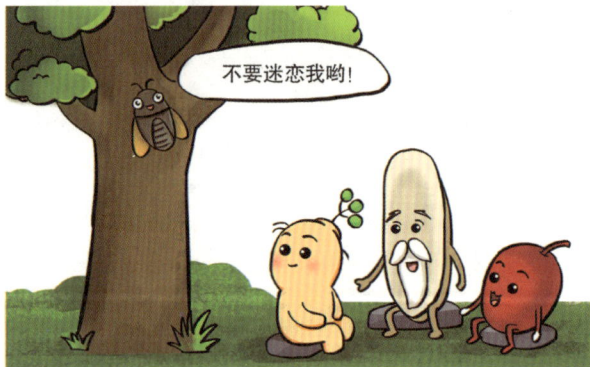
不要迷恋我哟!

15. 姜桂之性

每味中药都有自己独特的个性，有性格甜美的，有成熟稳重的，也有雷厉风行的。

不同的个性赋予了每味中药独特的魅力。

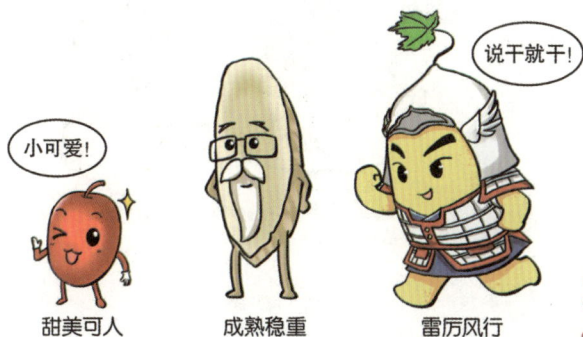

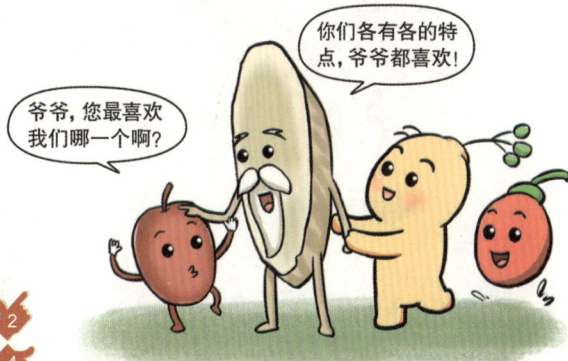

> 小可爱！

> 说干就干！

甜美可人　　成熟稳重　　雷厉风行

> 爷爷，您最喜欢我们哪一个啊？

> 你们各有各的特点，爷爷都喜欢！

今天，我们就先来领略一下中药界中两位老前辈的风采吧。

隆重介绍第一位——生姜。

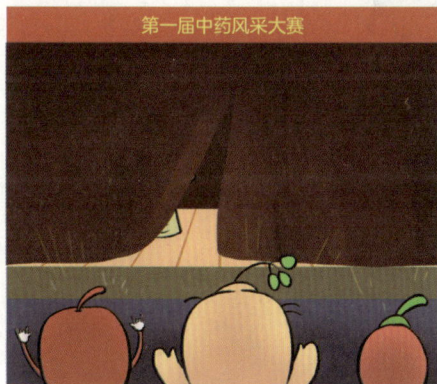

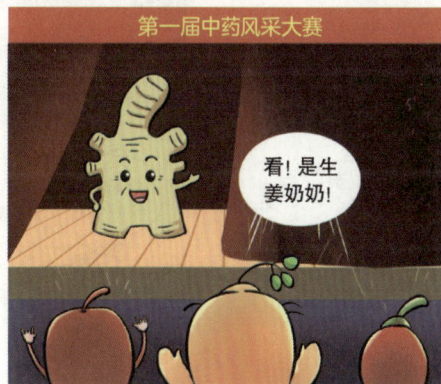

第一届中药风采大赛

第一届中药风采大赛

> 看！是生姜奶奶！

091

俗话说"姜还是老的辣",姜放得越久越老,味道就会越辣。

现在常用来指年纪越大的人越有经验、越厉害。

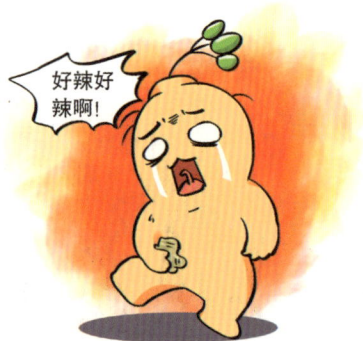

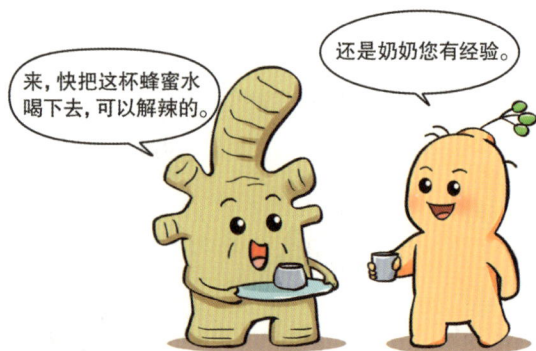

好辣好辣啊!

来,快把这杯蜂蜜水喝下去,可以解辣的。

还是奶奶您有经验。

这个道理适用于各行各业。

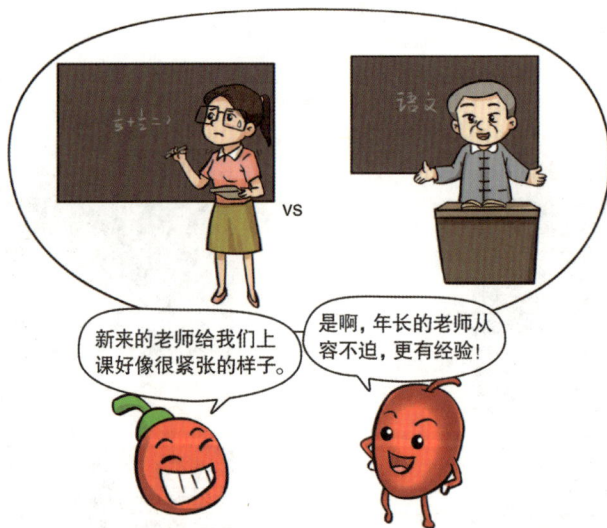

语文

vs

新来的老师给我们上课好像很紧张的样子。

是啊,年长的老师从容不迫,更有经验!

俗语中提到的"姜"，就是我们厨房中经常用到的佐料。

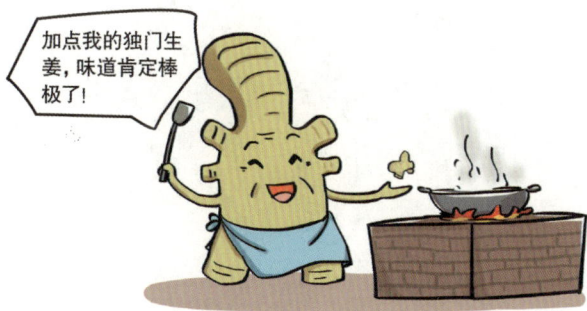

加点我的独门生姜，味道肯定棒极了！

除了可以烹饪出美味的菜肴，它在我们中医药学里还是很常用的一味中药呢。

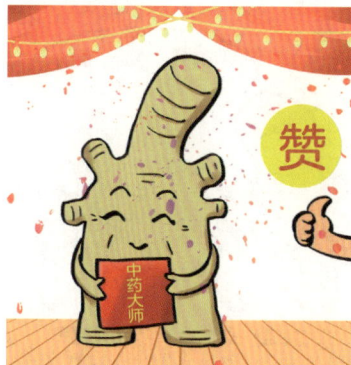

赞

中药大师

它可以带给人们温暖，赶走侵犯人体肌表的风寒之邪。

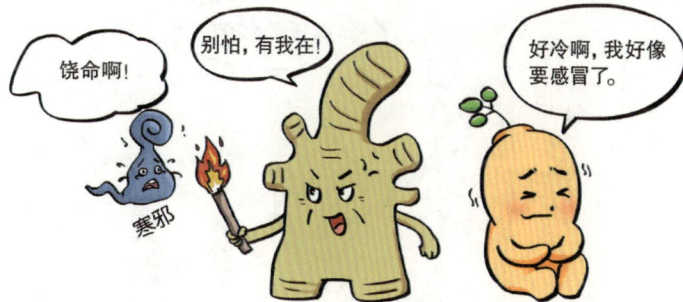

饶命啊！

别怕，有我在！

寒邪

好冷啊，我好像要感冒了。

还能够治疗因为胃受凉而引起的恶心呕吐。

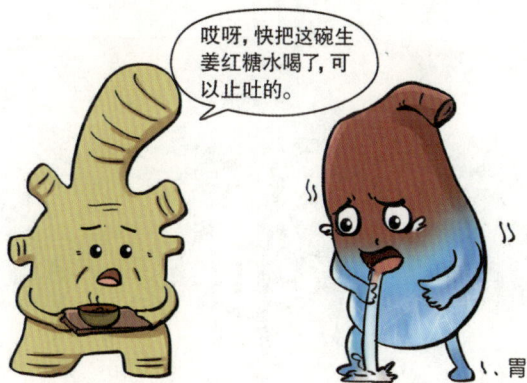

哎呀，快把这碗生姜红糖水喝了，可以止吐的。

胃

并且存放的时间越久，味道越辣，作用就越明显。

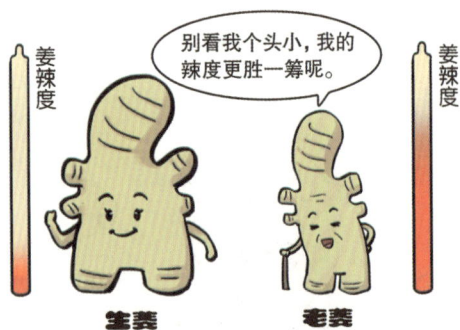

除了姜，还有一味中药也是放得越久越有味道，小朋友们知道是哪一味吗？

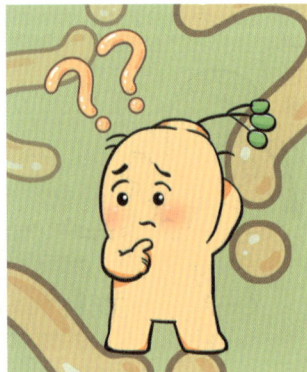

姜辣度

别看我个头小，我的辣度更胜一筹呢。

姜辣度

生姜　　　　　　老姜

它就是我们要隆重介绍的第二位——肉桂。

肉桂和生姜一样，不仅跻身于美食界，是厨房中常见的佐料。

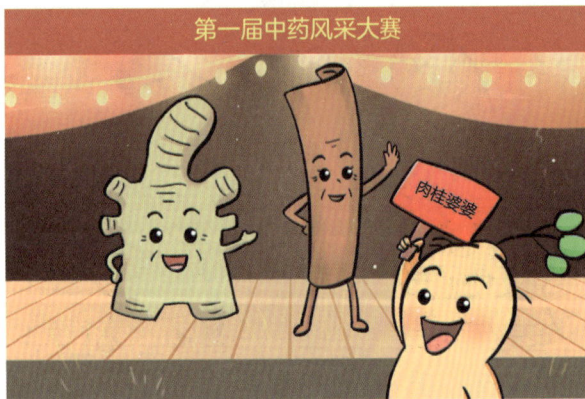

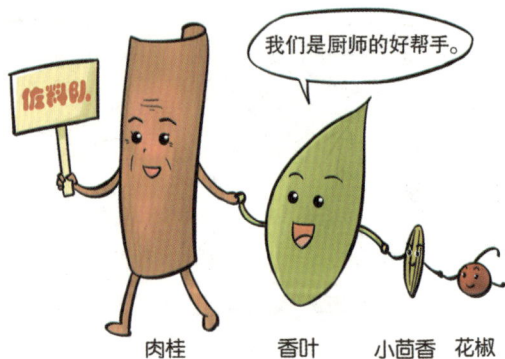

第一届中药风采大赛

肉桂婆婆

佐料BJ

我们是厨师的好帮手。

肉桂　　　香叶　　小茴香　花椒

094

而且也是一味很厉害的中药。

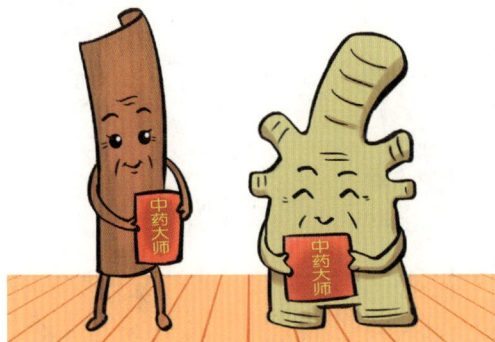

它能够带给人们温暖，驱赶深藏在人体内的寒邪。

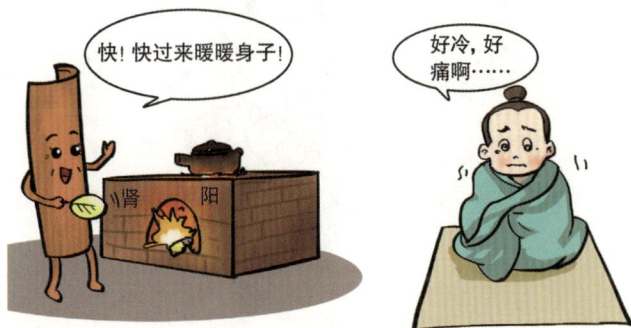

> 快！快过来暖暖身子！

> 好冷，好痛啊……

肉桂婆婆和生姜奶奶都能带给人们温暖，她们的功效是一样的吗？答案当然是：不一样！

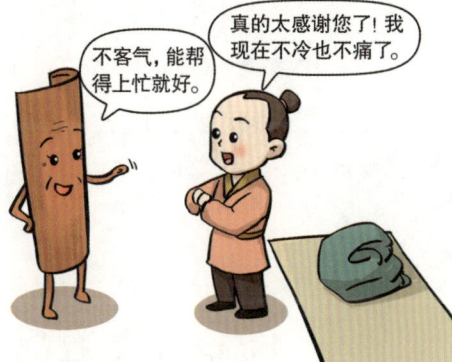

> 不客气，能帮得上忙就好。

> 真的太感谢您了！我现在不冷也不痛了。

> 我们各有各的特点呢。

药物分类：解表药。
性　　味：辛，微温。
功　　效：解表散寒，温中止呕。
主治疾病：风寒感冒，脾胃寒证，
　　　　　胃寒呕吐等。

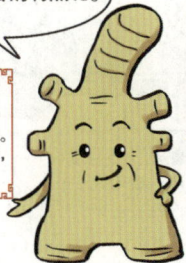

药物分类：温里药。
性　　味：辛、甘，大热。
功　　效：补火助阳，引火归原，
　　　　　散寒止痛，温通经脉。
主治疾病：腰膝冷痛，心腹冷痛，
　　　　　虚寒吐泻等。

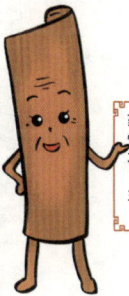

除了功效特长不同，肉桂最有特点的便是它那令人垂涎欲滴的香气。

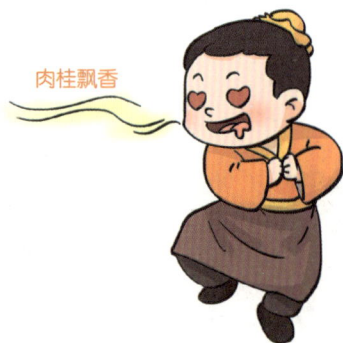

和生姜放得越久味道越辣一样，肉桂的香气不会随着时间的流逝而消散，反而会愈发浓郁。

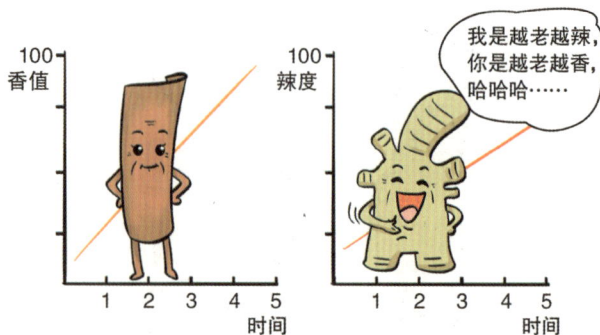

肉桂飘香

100
香值

1 2 3 4 5
时间

100
辣度

1 2 3 4 5
时间

我是越老越辣，你是越老越香，哈哈哈……

所以人们根据生姜和肉桂的共同特点，创造了一个成语——姜桂之性。

用它们越老越辣、越老越香的特点来比喻那些年纪越大越耿直、越真性情的人！

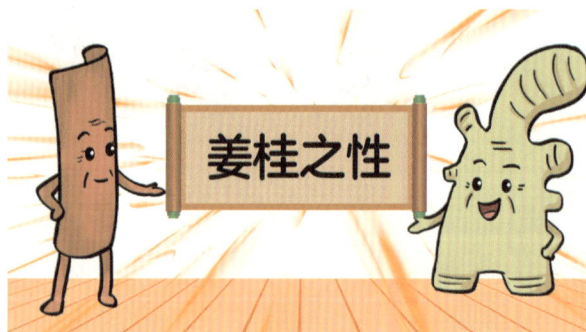

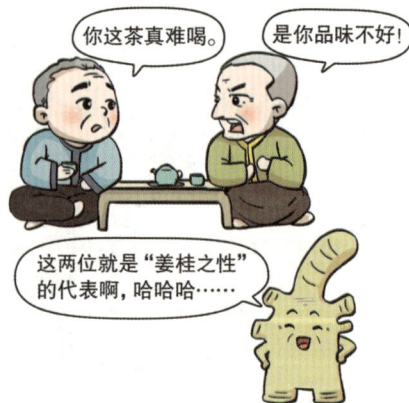

姜桂之性

你这茶真难喝。

是你品味不好！

这两位就是"姜桂之性"的代表啊，哈哈哈……

16. 虎守杏林

董奉是三国时期一位著名的医家。

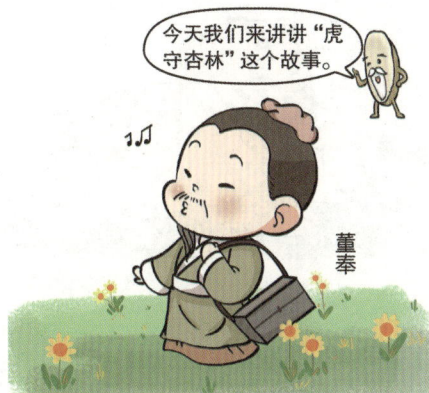

相传有一天，他在回家的路上突然发现路边的草丛里似乎有东西在动。

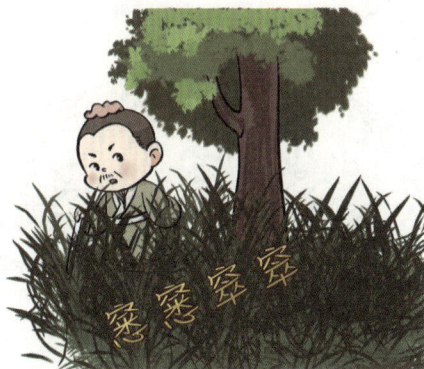

今天我们来讲讲"虎守杏林"这个故事。

董奉

董奉便捡起路边的树枝拨开草丛，发现里面竟然躺着一只老虎。

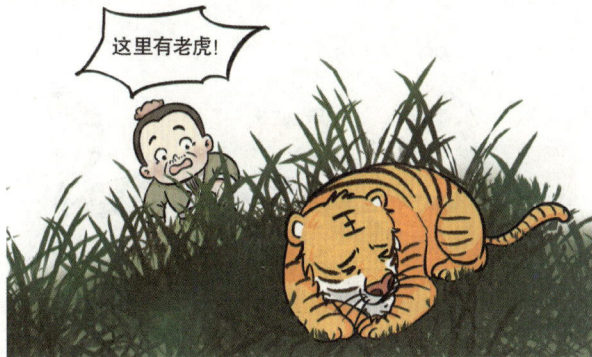

他感到害怕想逃跑的时候，却发现这只老虎有点不对劲。

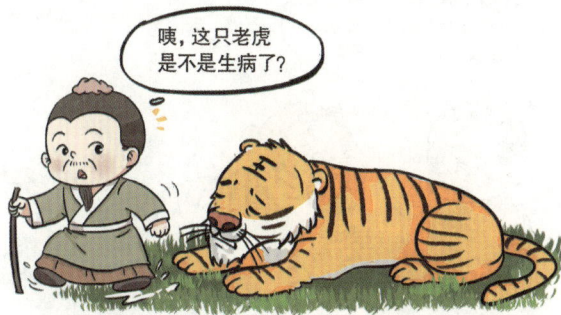

这里有老虎！

咦，这只老虎是不是生病了？

于是他大胆上前询问老虎需不需要帮助。

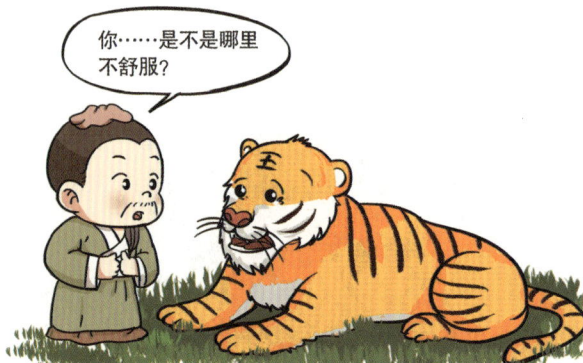

老虎痛苦地点点头，指了指自己的嘴。

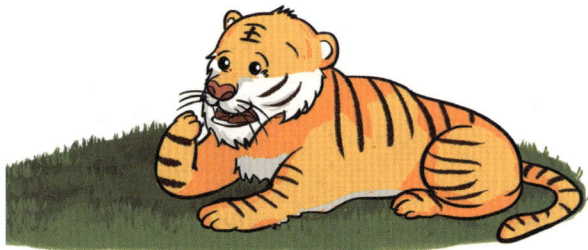

> 你……是不是哪里不舒服？

老虎张大嘴巴，董奉看到它喉咙里卡着一块大骨头。

董奉勇敢地用手伸进老虎的口中，把骨头取了出来。

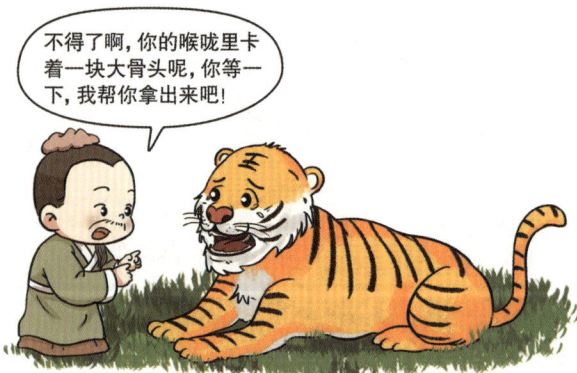

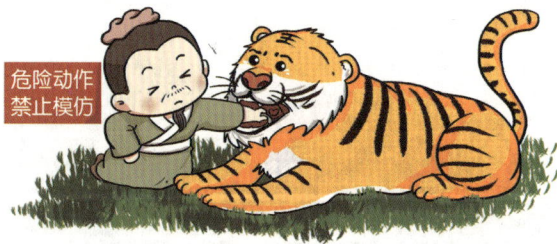

> 不得了啊，你的喉咙里卡着一块大骨头呢，你等一下，我帮你拿出来吧！

危险动作
禁止模仿

老虎的病很快就好了，为了报恩，老虎决定替董奉看守杏林。

不过，为什么要看守杏林呢？

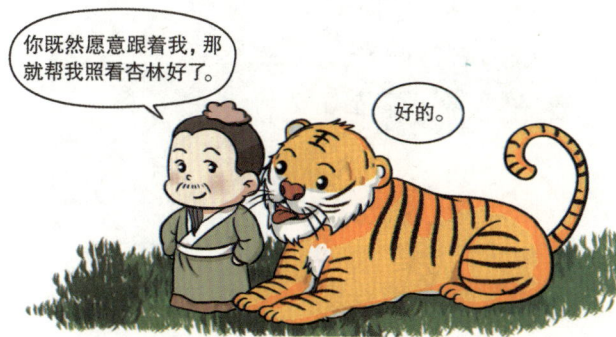

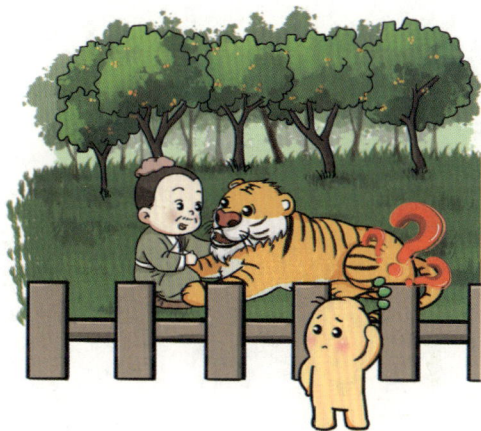

你既然愿意跟着我，那就帮我照看杏林好了。

好的。

1 2 3

因为董奉心系百姓，给穷苦人看病从不收钱，只要求患者在山后种下一棵杏树作为看病的酬劳。

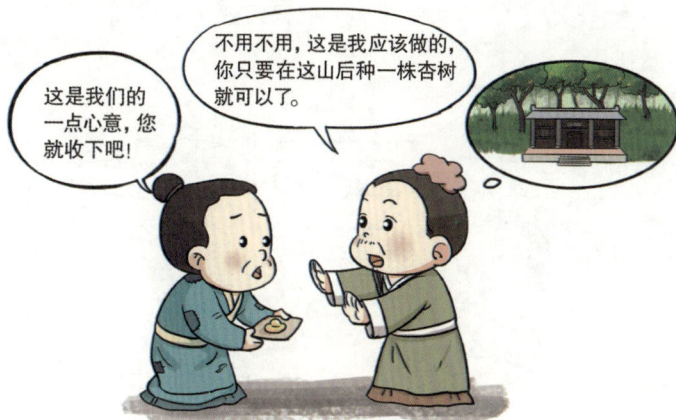

这是我们的一点心意，您就收下吧！

不用不用，这是我应该做的，你只要在这山后种一株杏树就可以了。

099

久而久之，山后就有了一片美丽的杏林。

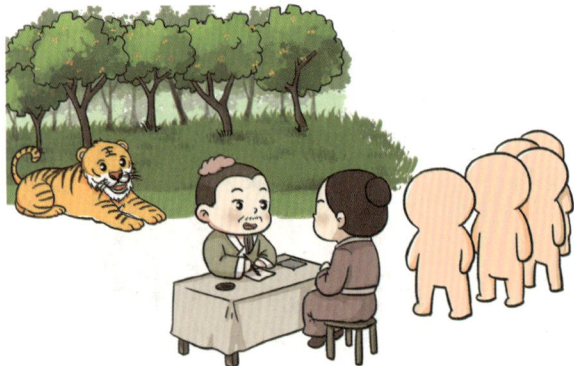

董奉还在杏林的旁边建了个粮仓。

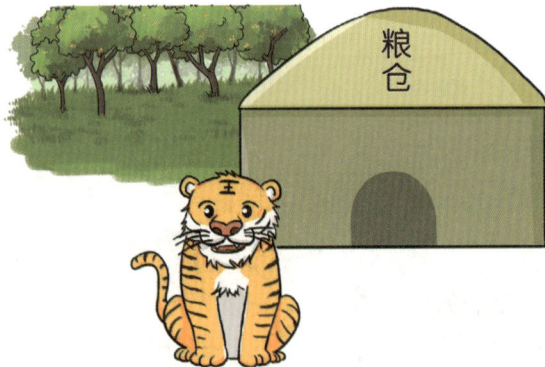

粮仓

他告诉人们，当杏子成熟的时候，只需要带同等量的谷子来交换就可以了。

可是有一两个贪心的人不守规定，想多拿点杏子走。

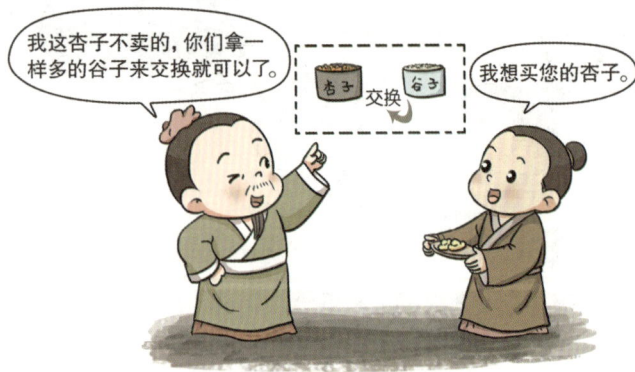

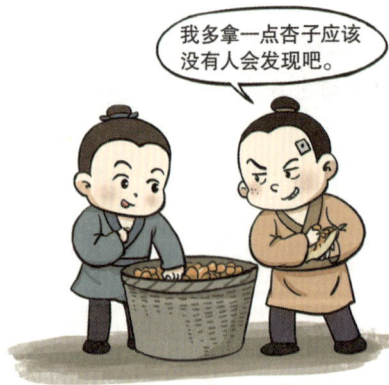

我这杏子不卖的，你们拿一样多的谷子来交换就可以了。

杏子 **交换** 谷子

我想买您的杏子。

我多拿一点杏子应该没有人会发现吧。

这时候看管杏林的老虎就会跳出来把这些多拿杏子的人赶走。

有了老虎的坐镇，大家都非常遵守这个规定。

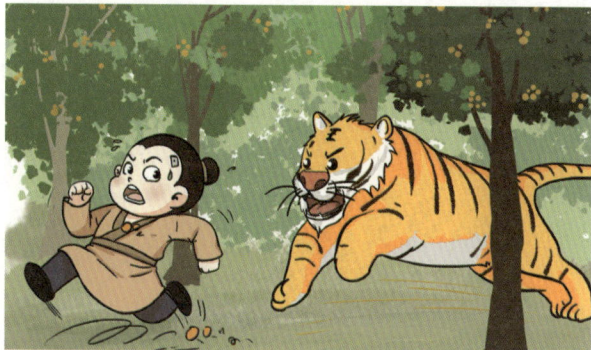

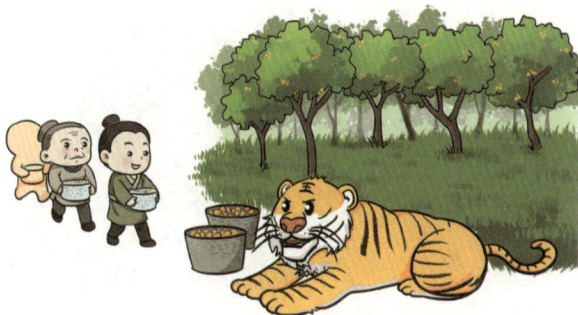

不过董奉收集这些谷子要做什么呢？是给自己吃吗？答案是：不。

董奉收集这些谷子，是为了救助周围吃不上饭的贫苦百姓，还有接济用完盘缠的路人。

这么多谷子，您可以吃好多年了！

这些交换来的谷子可不是给我自己的。

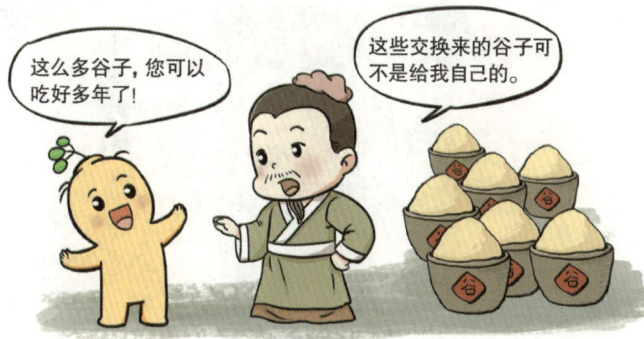

真是个好医生啊！

您真是个善良的人啊！

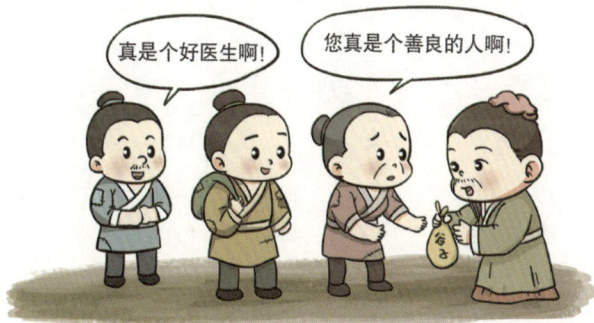

董奉的高尚医德值得后人敬佩和学习，这段传说也因此被流传下来，成为"虎守杏林"这一成语的由来。

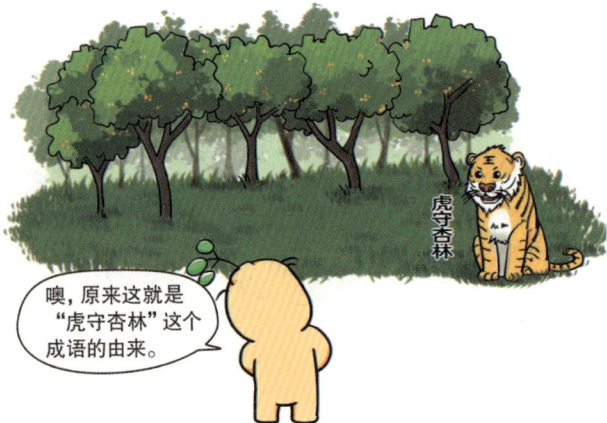

噢，原来这就是"虎守杏林"这个成语的由来。

现在这个成语也常常用来形容医生的高尚医德。

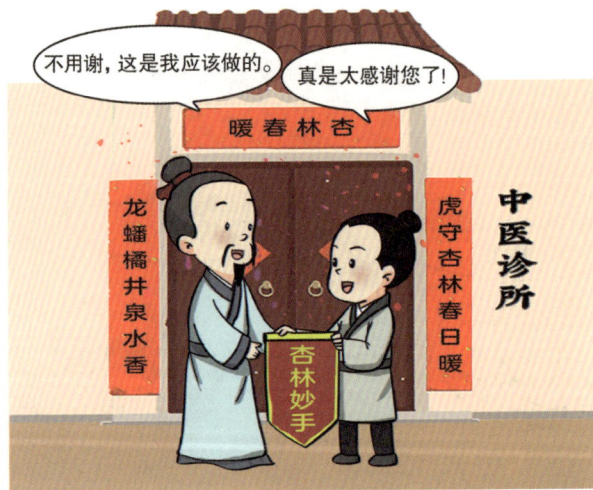

不用谢，这是我应该做的。

真是太感谢您了!

暖春林杏

龙蟠橘井泉水香

虎守杏林春日暖

中医诊所

杏林妙手

17. 一针见血

去医院看病，小朋友们最害怕的是什么呢？是护士姐姐手里的针！

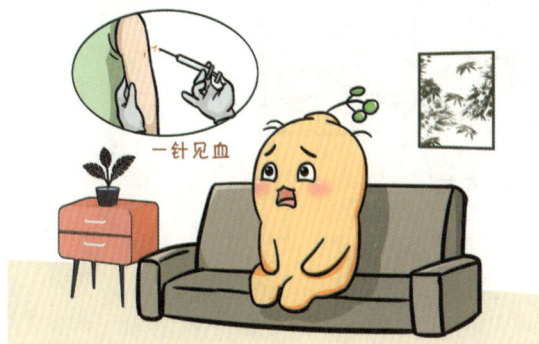

大家会不会联想到"一针见血"这个成语呢？这个成语从字面上理解，意思是针扎下去就可以看到血出来。

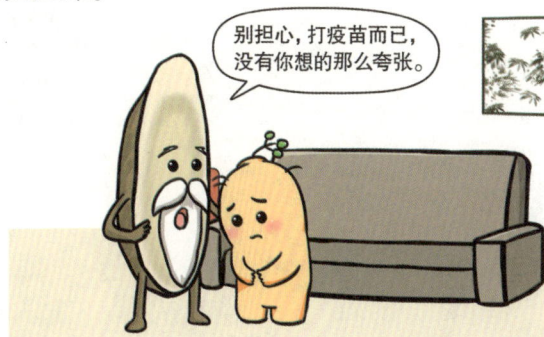

一针见血

别担心，打疫苗而已，没有你想的那么夸张。

这样用到针具的场景在生活中并不多见。

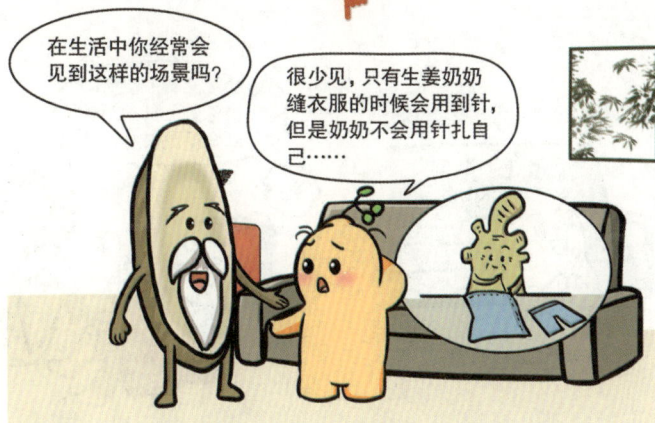

在生活中你经常会见到这样的场景吗？

很少见，只有生姜奶奶缝衣服的时候会用到针，但是奶奶不会用针扎自己……

103

但在医学上却非常普遍。

放血疗法

哈哈哈，你知道吗，我们中医经常运用"放血疗法"来一针见血治疗疾病。

哦？放血疗法？拿针扎自己吗……

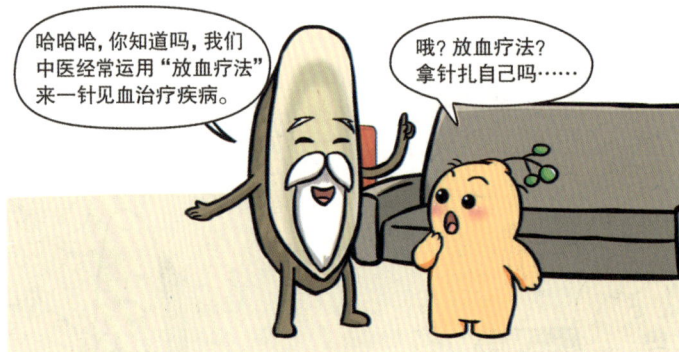

早在秦汉时期的《黄帝内经》一书中就记载了"放血疗法"。

我们下午才去打疫苗，现在先带你认识一下"放血疗法"吧。

黄帝内经

这种方式是用三棱针等一些特定的小尖刀刺破或者划破人体体表特定的穴位、浅表络脉，放出少量的血液。

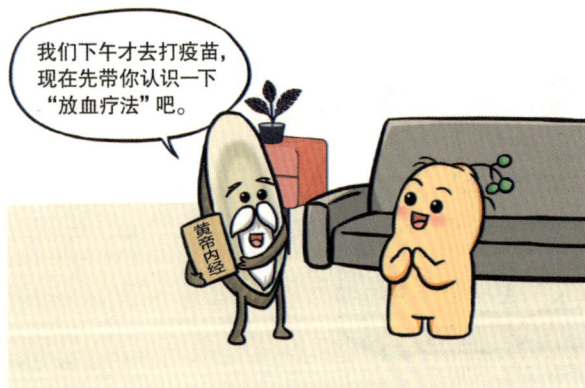

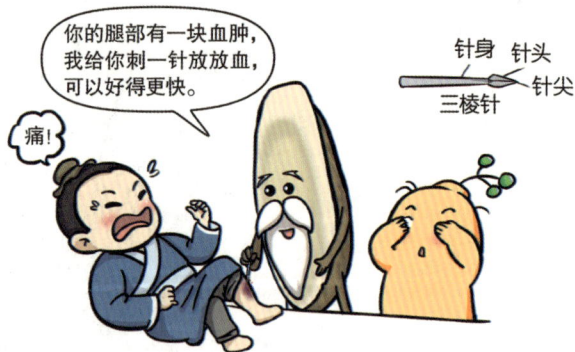

你的腿部有一块血肿，我给你刺一针放放血，可以好得更快。

痛！

针身　针头　针尖
三棱针

这样能够排出藏在人体内的邪毒，具有消肿止痛、开窍泻热、通经活络等功效。

我们将这种通过放血来祛除邪气、治疗疾病的方法称为"放血疗法"。

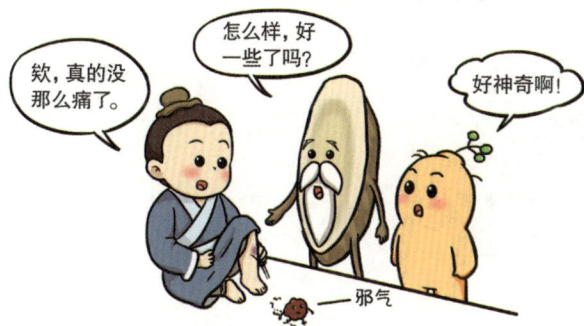

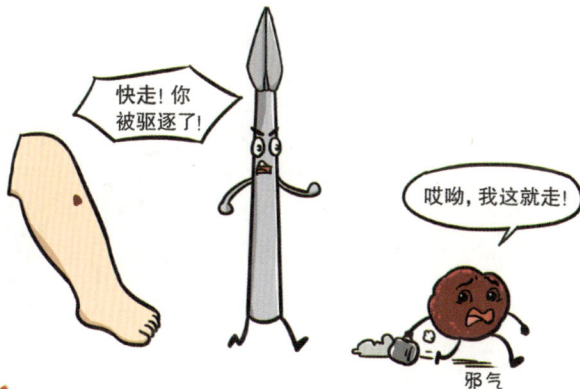

这种疗法对一些热证、重症、急症都有非常好的疗效。

比如有些人咽喉红肿疼痛。

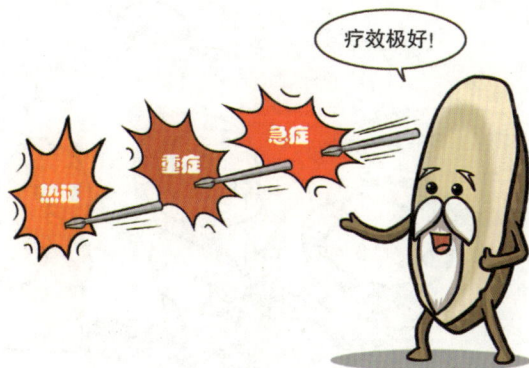

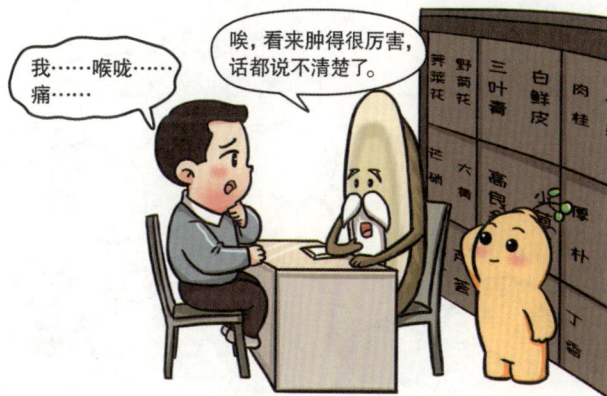

这时候点刺患者的"少商"等穴位进行放血，就可以赶走在我们体内作祟的热邪。

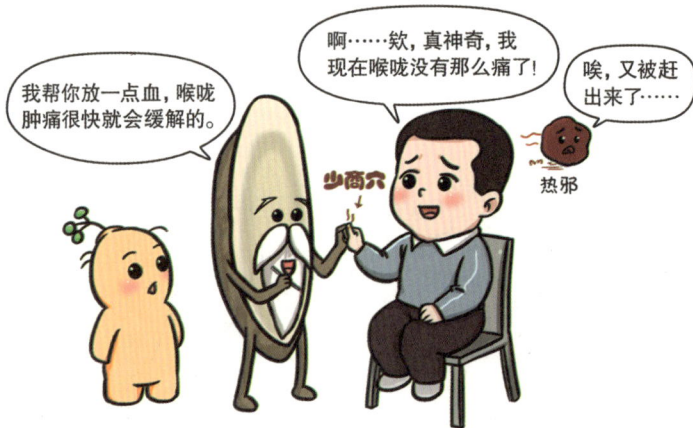

我帮你放一点血，喉咙肿痛很快就会缓解的。

啊……欸，真神奇，我现在喉咙没有那么痛了！

唉，又被赶出来了……

热邪

少商穴

如果有人突发危重急症，也可以运用"放血疗法"来抢救患者。

治疗效果可是相当棒呢！

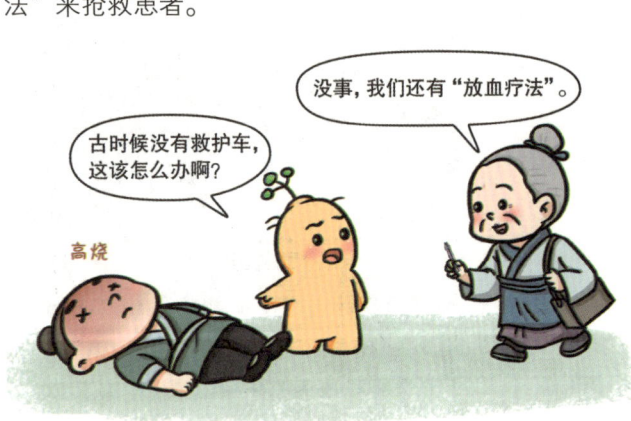

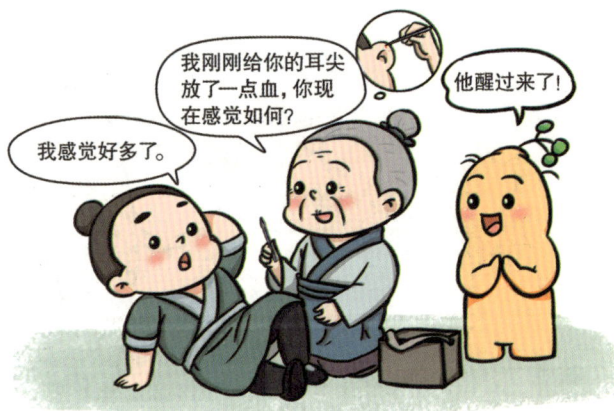

古时候没有救护车，这该怎么办啊？

没事，我们还有"放血疗法"。

高烧

我刚刚给你的耳尖放了一点血，你现在感觉如何？

我感觉好多了。

他醒过来了！

"放血疗法"的操作虽然看起来十分简单，但对医者的要求却很高。

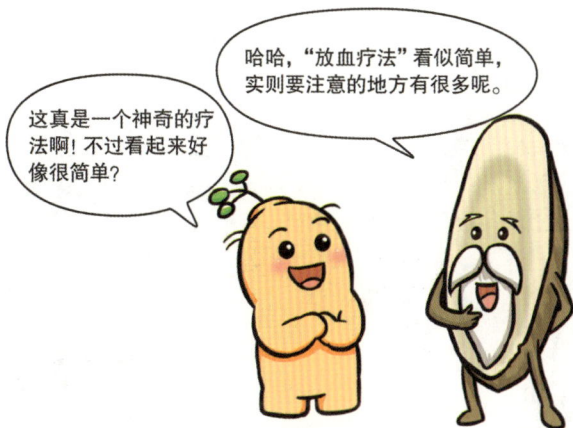

> 这真是一个神奇的疗法啊! 不过看起来好像很简单?

> 哈哈，"放血疗法"看似简单，实则要注意的地方有很多呢。

首先，施针时医生需要对患者的病情有充分把握。

> 胸有成竹，下手才能快、准、狠!

放血前我们还需要注意严格消毒。

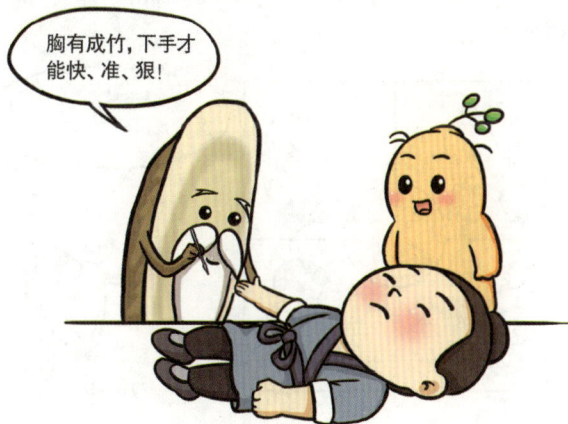

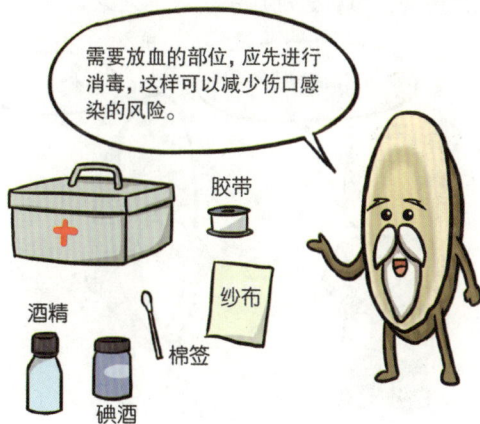

> 需要放血的部位，应先进行消毒，这样可以减少伤口感染的风险。

胶带

纱布

酒精

棉签

碘酒

消毒完成后，就可以开始放血啦，准确掌控针刺的力度，直达病所，病邪一定无处可逃！

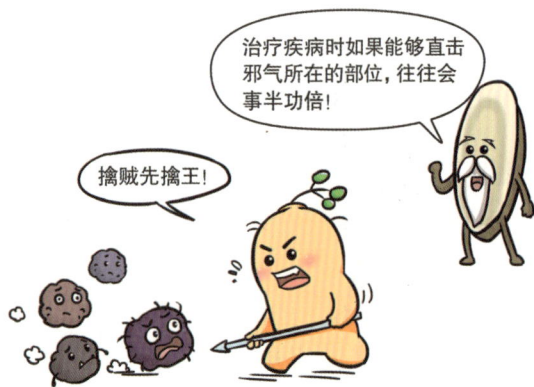

不过需要注意，放血量的多少应该具体情况具体分析哟。

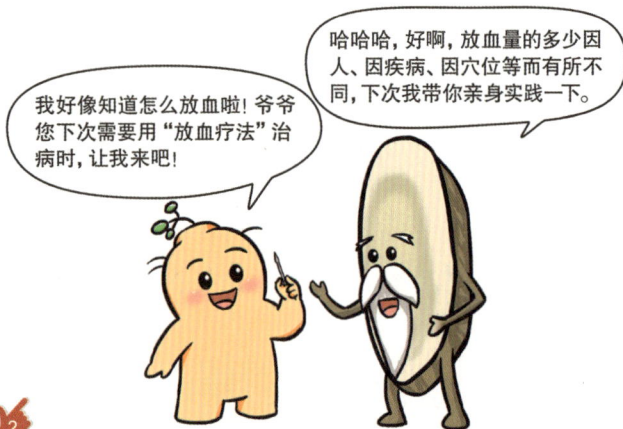

治疗疾病时如果能够直击邪气所在的部位，往往会事半功倍！

擒贼先擒王！

我好像知道怎么放血啦！爷爷您下次需要用"放血疗法"治病时，让我来吧！

哈哈哈，好啊，放血量的多少因人、因疾病、因穴位等而有所不同，下次我带你亲身实践一下。

技艺高超的医生往往一针下去就能够找准穴位，放出合适的血量，进而产生良好的效果。

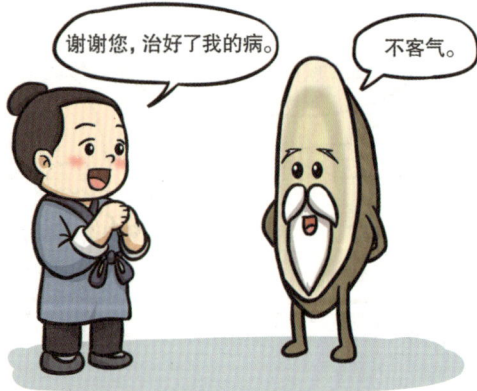

谢谢您，治好了我的病。

不客气。

但并不是所有的人和疾病都适合放血疗法，比如老年人、小孩、孕妇或体质虚弱的患者等，都不建议使用。

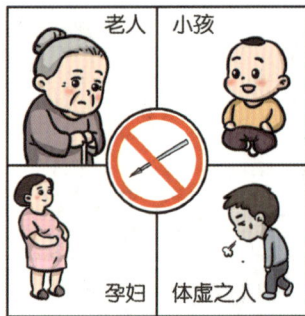

老人	小孩
孕妇	体虚之人

"放血疗法"因人而异，这些人都不建议使用的！

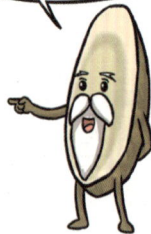

"一针见血"可以直达病处，治疗疾病，后来这一成语又被引申为话说得简短而能切中要害。

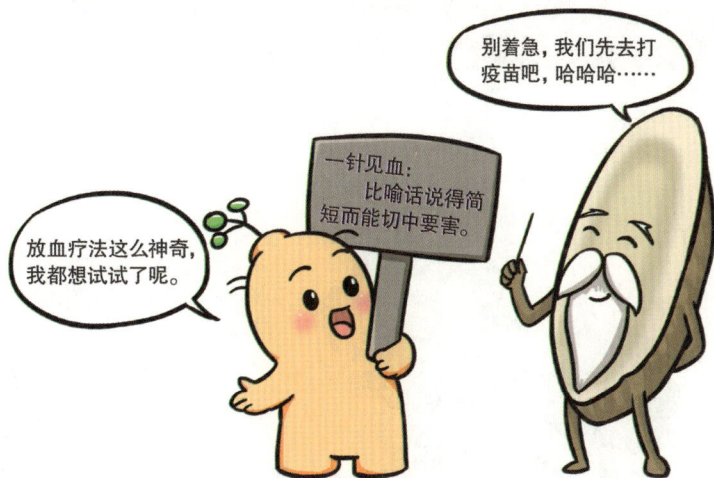

别着急，我们先去打疫苗吧，哈哈哈……

一针见血：
　　比喻话说得简短而能切中要害。

放血疗法这么神奇，我都想试试了呢。

1 2

"一针见血"在医学上就能达到这样的效果，所以小朋友们不要害怕打针，这是在与疾病做斗争！

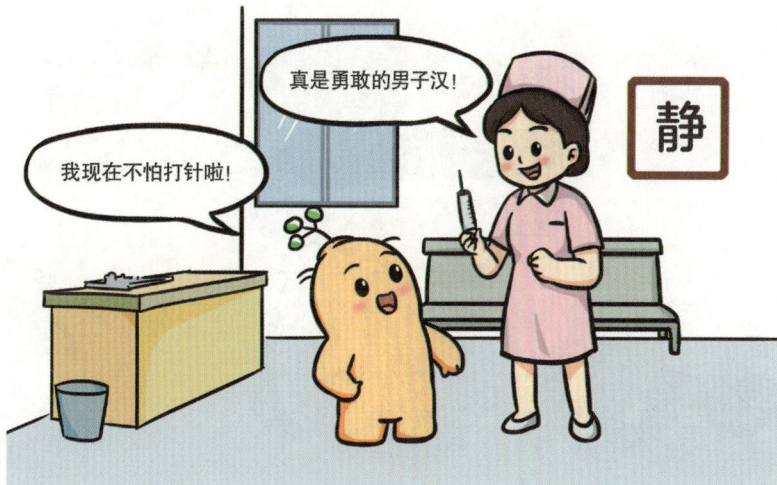

真是勇敢的男子汉！

我现在不怕打针啦！

静

18. 心有灵犀

芪爷爷和中药小朋友们在一起读诗集。

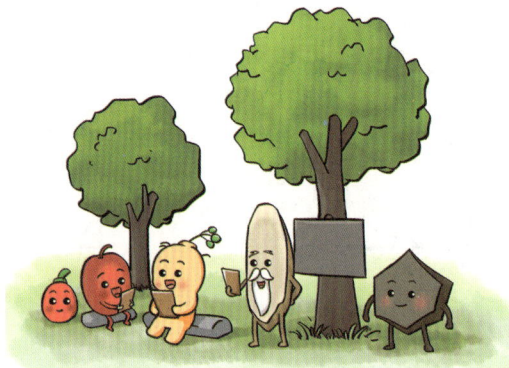

"身无彩凤双飞翼，心有灵犀一点通。"人参娃读到这里时有了些疑惑。

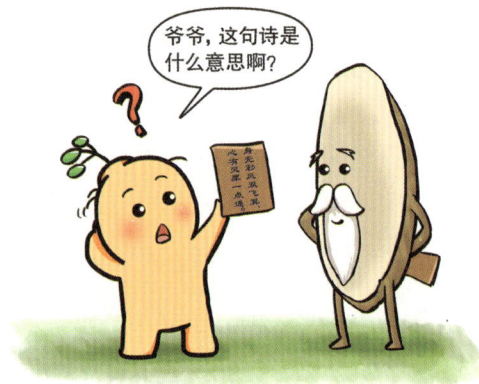

> 爷爷，这句诗是什么意思啊？

芪爷爷耐心地为他解释道：

> 这句话是有着"小李白"之称的晚唐诗人李商隐所写。

唐·李商隐

意思是情意相通，不用说也能明白对方的心意。

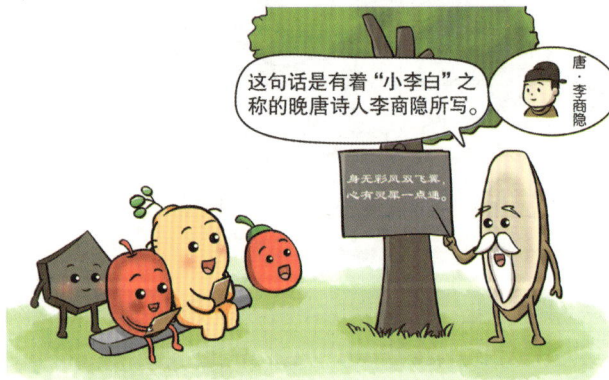

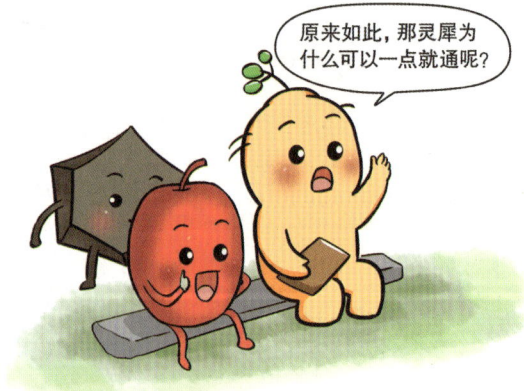

> 原来如此，那灵犀为什么可以一点就通呢？

原来，诗句中的"灵犀"指的是犀牛头上的角。

在古代，人们将犀牛当作灵兽。

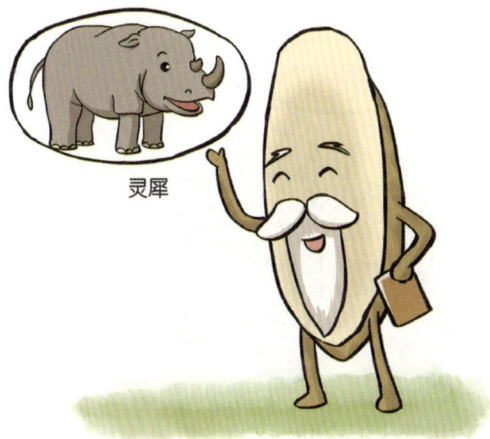

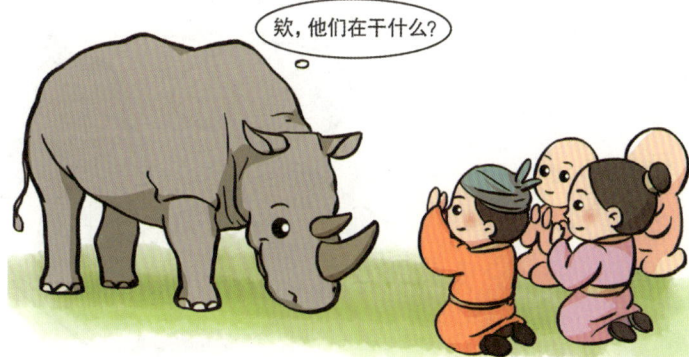

灵犀

欸，他们在干什么？

此外，犀牛角还是一味很名贵的中药材呢。

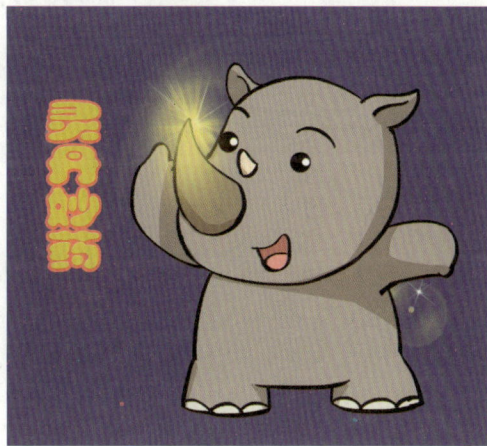

灵丹妙药

擅长对付很多种疾病，比如高烧，甚至神志不清、胡言乱语。

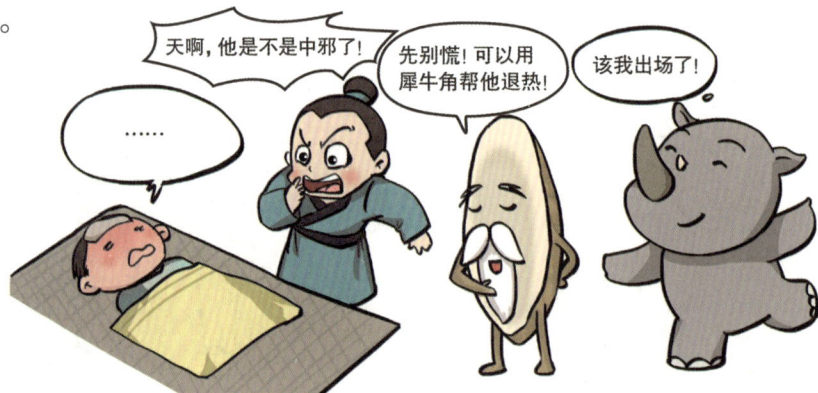

天啊，他是不是中邪了！

……

先别慌！可以用犀牛角帮他退热！

该我出场了！

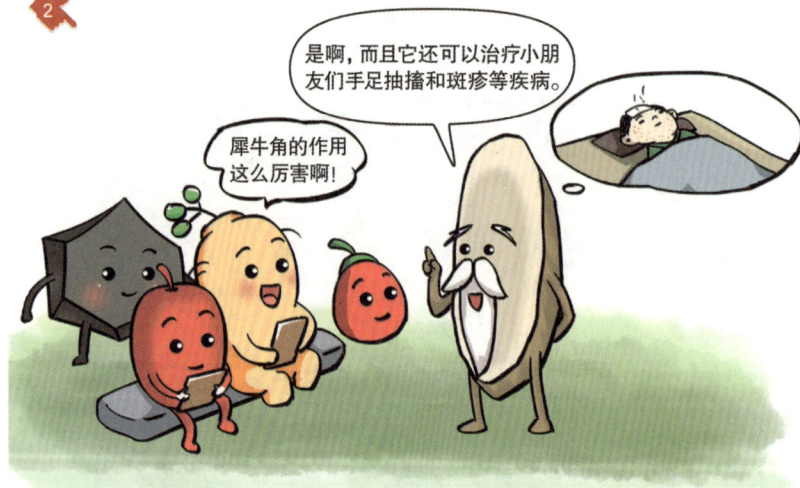

是啊，而且它还可以治疗小朋友们手足抽搐和斑疹等疾病。

犀牛角的作用这么厉害啊！

这些疾病只要用到一点犀牛角磨成的粉就可以见效，治疗效果棒棒的。

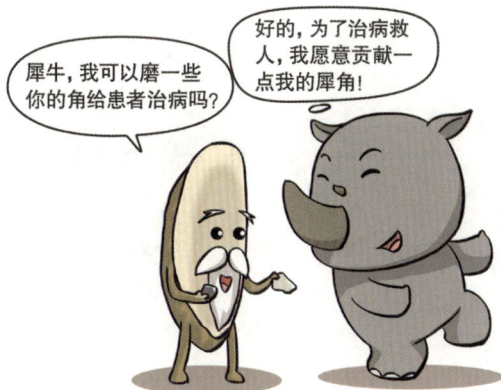

因为犀牛角功效好，又很名贵，所以一些不法分子就对犀牛下了毒手，导致犀牛的数量锐减。

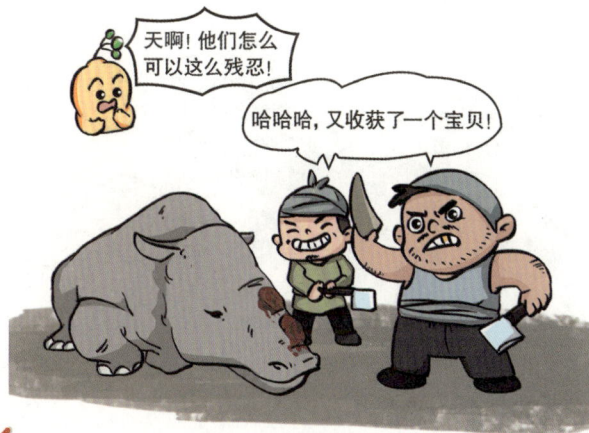

为了保护犀牛这个珍稀品种，我国对犀牛及其制品进行了严格的管制，所以我们临床不再使用犀牛角。

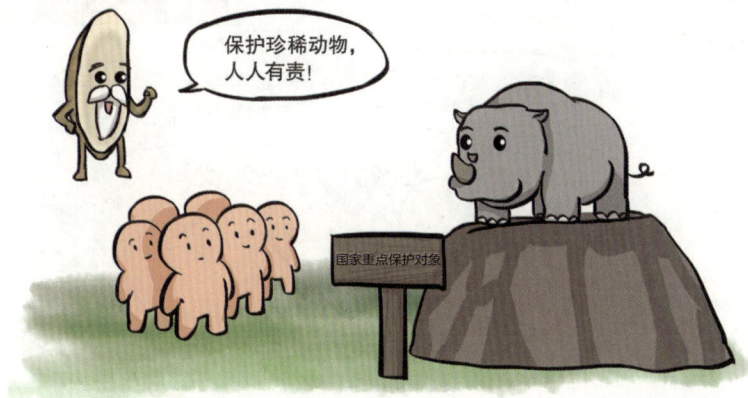

113

那没有了犀牛角，我们用什么中药治疗相关的疾病呢？

虽然水牛角的药效不及犀牛角，但也有清热解毒的作用。

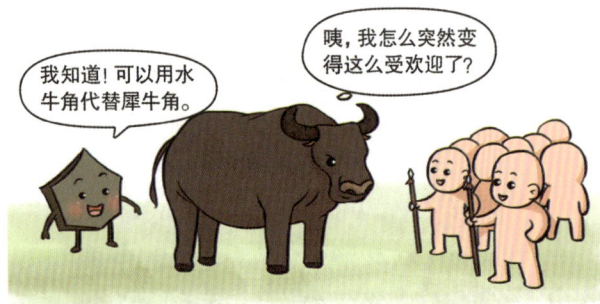

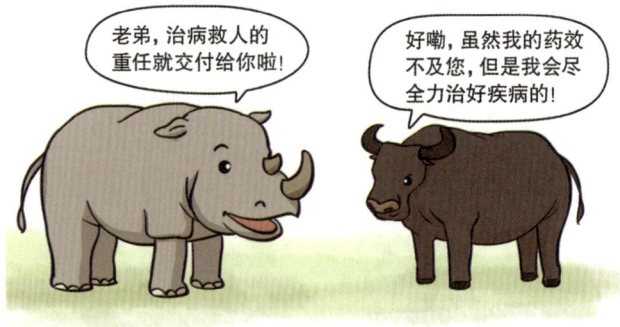

如今野生犀牛角作为中药已经退出历史舞台了，但它的贡献会被铭记

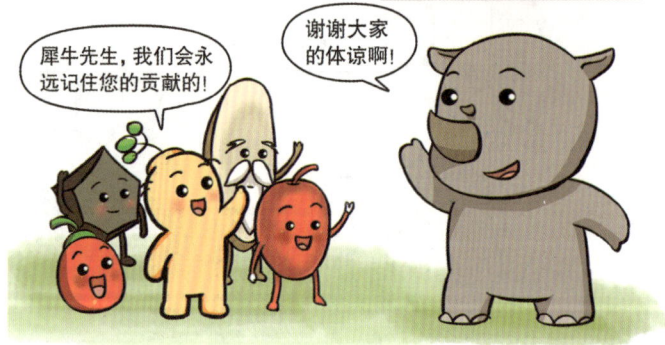

19. 卧薪尝胆

人参娃最近迷上了打游戏，这让芪爷爷很是担忧。

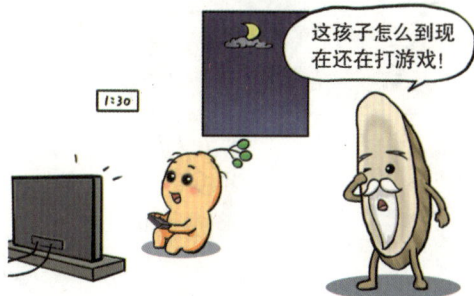

为了让人参娃意识到沉迷游戏的危害，芪爷爷思前想后，决定给他上一堂小课。

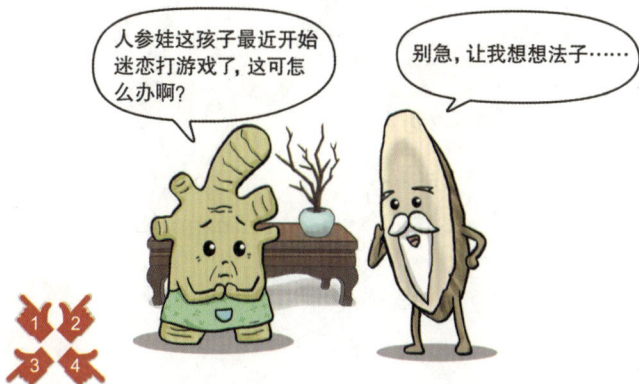

这孩子怎么到现在还在打游戏！

人参娃这孩子最近开始迷恋打游戏了，这可怎么办啊？

别急，让我想想法子……

第二天，人参娃还是游戏不离手，到了吃点心的时候，芪爷爷在他的点心中混进了一个蛇胆。

人参娃一边玩游戏一边吃点心，一没注意就舔到了蛇胆。

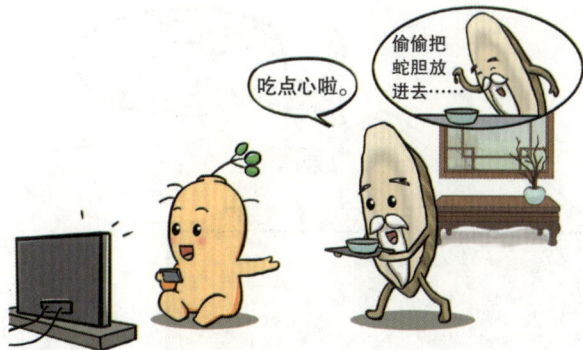

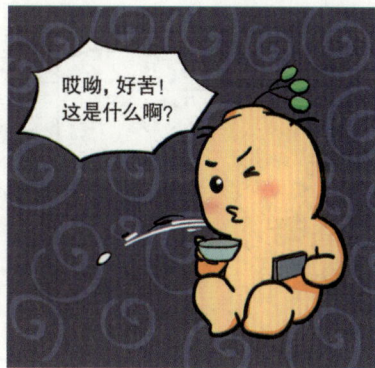

吃点心啦。

偷偷把蛇胆放进去……

哎呦，好苦！这是什么啊？

啊？爷爷您为什么要让我尝这么苦的东西啊？

这是蛇胆，是爷爷特意放进去让你尝尝的。

蛇胆

爷爷想给你讲一个故事，这个故事的名字叫作"卧薪尝胆"，故事的主人公就和这蛇胆有关。

卧薪尝胆？

1 2 3 4

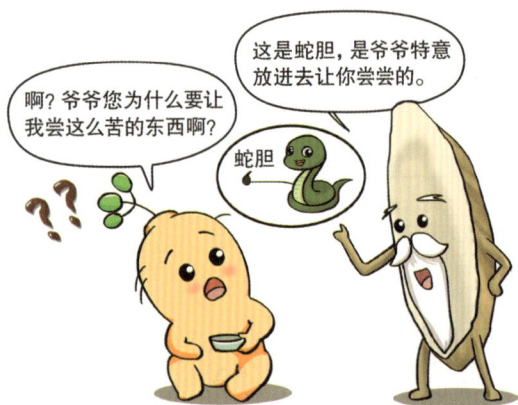

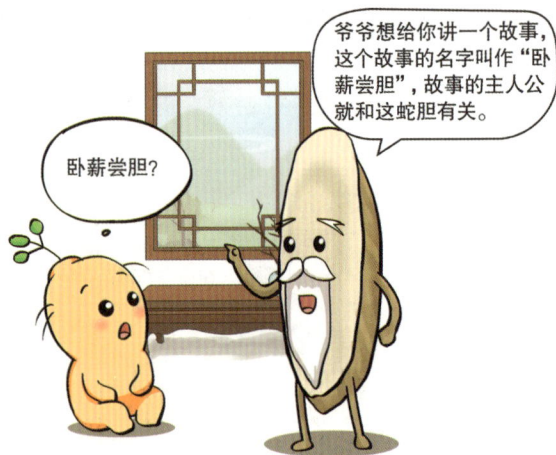

这个故事发生在春秋末年，当时吴国和越国之间交战不断。

吴王夫差的父亲在与越军交战中身负重伤而死，为了替父报仇，他每日操练兵马，想让吴国变得强大起来。

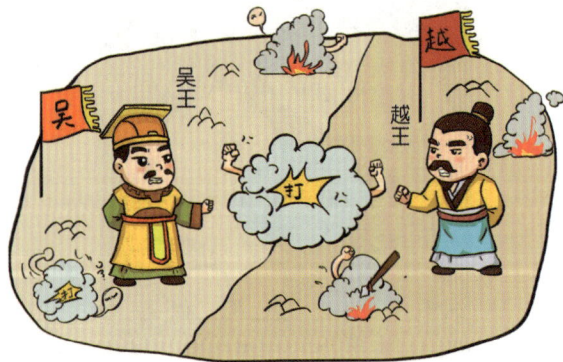

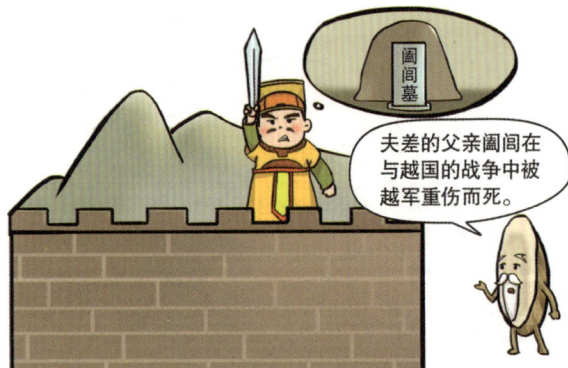

吴王　越王　吴　越　打

阖闾墓

夫差的父亲阖闾在与越国的战争中被越军重伤而死。

116

终于，兵强马壮后的吴国打败了越国，越王勾践被吴王生擒。

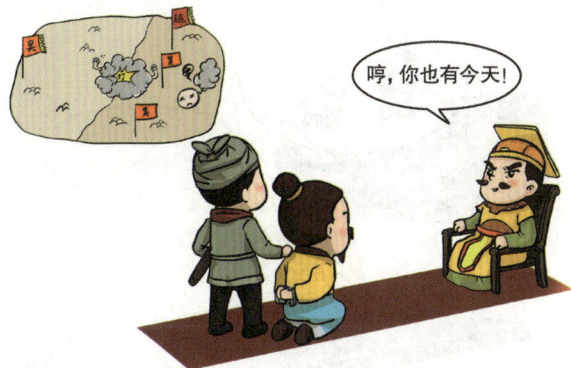

哼，你也有今天！

然而吴王并没有马上处死勾践，而是让他做牛做马地服侍自己。

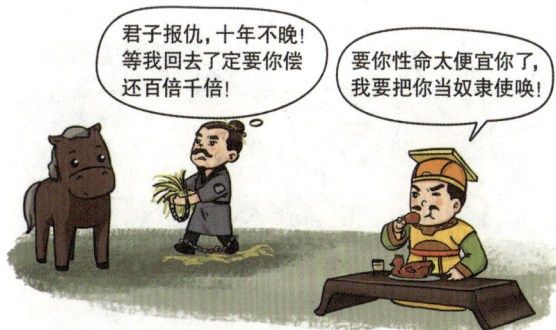

君子报仇，十年不晚！等我回去了定要你偿还百倍千倍！

要你性命太便宜你了，我要把你当奴隶使唤！

越王虽然不服气，但是还是装出一副很忠心的样子。

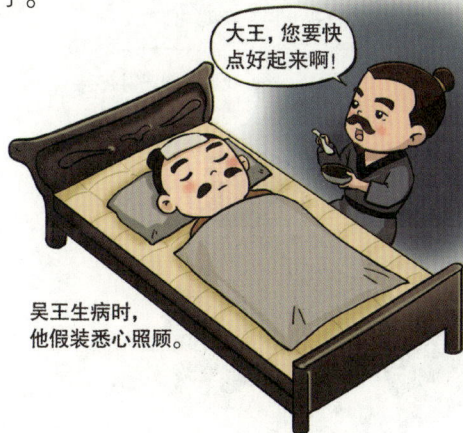

大王，您要快点好起来啊！

吴王生病时，他假装悉心照顾。

有一次，勾践服侍吴王外出时，经过了自己的家乡。

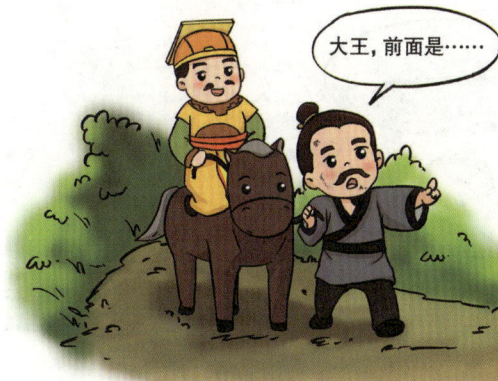

大王，前面是……

勾践便向吴王求情，让自己回去看看。

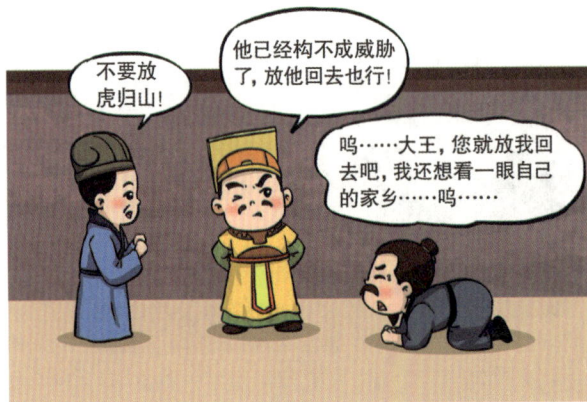

勾践回到越国后，始终忘不掉在吴国受到的耻辱。

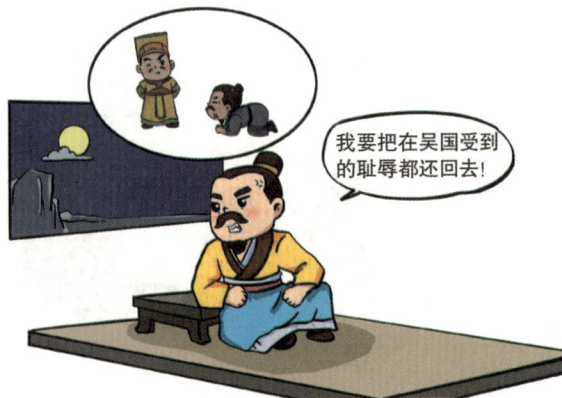

不要放虎归山！

他已经构不成威胁了，放他回去也行！

呜……大王，您就放我回去吧，我还想看一眼自己的家乡……呜……

我要把在吴国受到的耻辱都还回去！

他担心眼前富贵安逸的生活会消磨自己的意志，就命人把柔软的棉被换成了柴草。

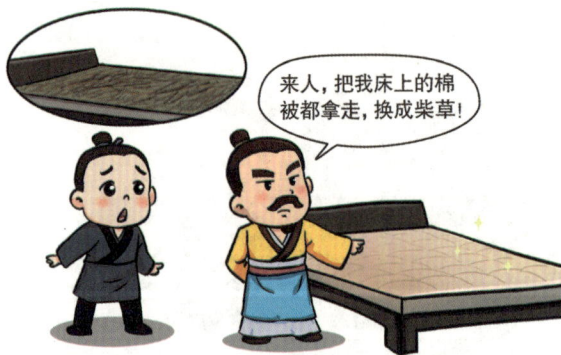

来人，把我床上的棉被都拿走，换成柴草！

他还在自己吃饭的地方悬挂了一个苦胆，每每吃饭之时就先尝一尝苦胆来警醒自己。

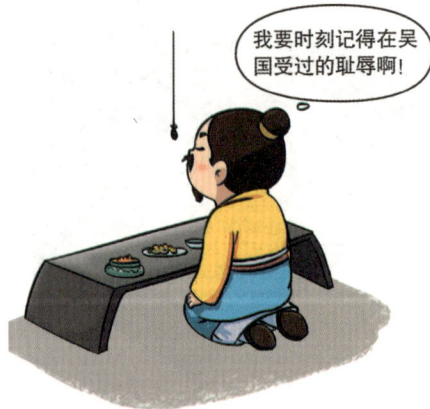

我要时刻记得在吴国受过的耻辱啊！

就这样日复一日，勾践凭借自己的毅力，励精图治，使越国越来越强大。

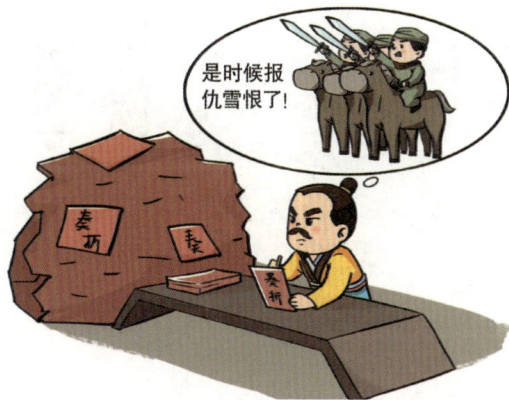

而吴王因为之前打败了越国便开始掉以轻心，整日饮酒作乐。

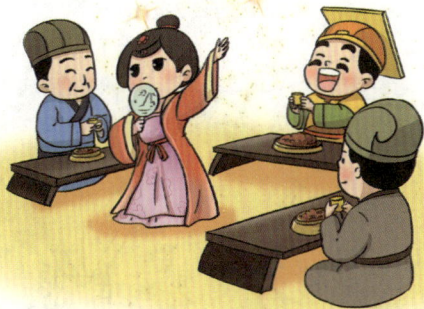

终于，强大起来的越国灭掉了国力日渐衰弱的吴国。

所以现在人们常用"苦心人，天不负，卧薪尝胆，三千越甲可吞吴"这句话来激励自己奋发向上。

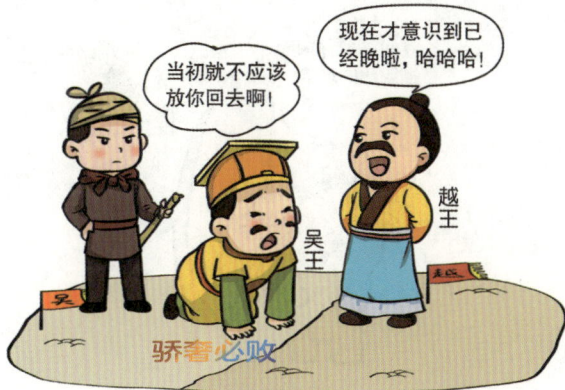

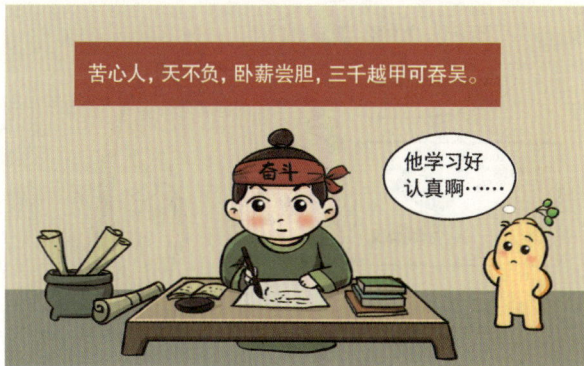

人参娃听到这里，明白了芪爷爷给自己尝蛇胆的用意。

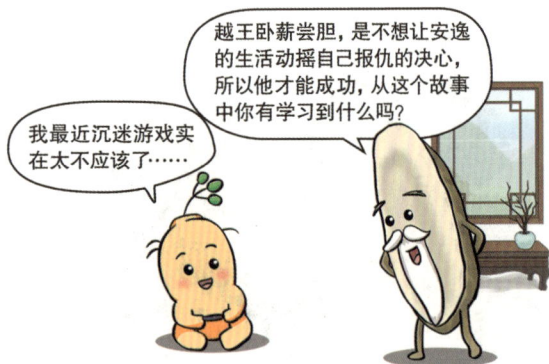

> 我最近沉迷游戏实在太不应该了……

> 越王卧薪尝胆，是不想让安逸的生活动摇自己报仇的决心，所以他才能成功，从这个故事中你有学习到什么吗？

人参娃不想变成吴王，也想向越王学习，变得更强大。

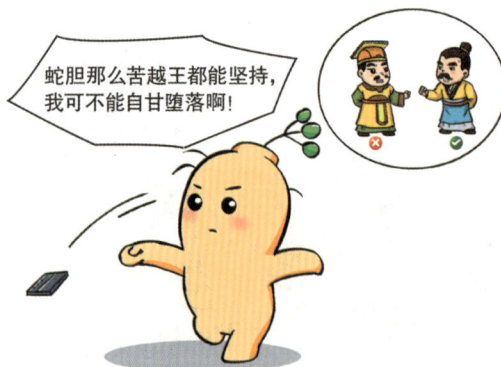

> 蛇胆那么苦越王都能坚持，我可不能自甘堕落啊!

但是他有一个小小的疑惑：

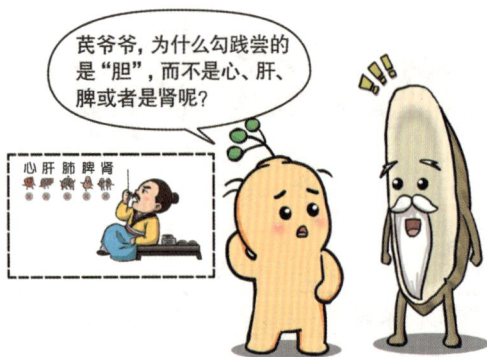

> 芪爷爷，为什么勾践尝的是"胆"，而不是心、肝、脾或者是肾呢？

心肝肺脾肾

芪爷爷耐心地为他解释道：

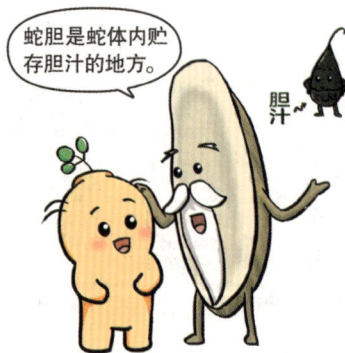

> 蛇胆是蛇体内贮存胆汁的地方。

胆

胆汁奇苦无比，所以胆又被称作"苦胆"，现在已经很少用来治病了。

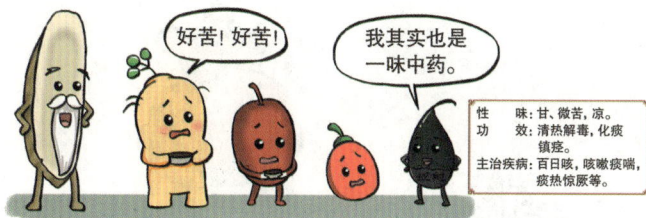

好苦！好苦！

我其实也是一味中药。

性	味：甘、微苦，凉。
功	效：清热解毒，化痰镇痉。
	主治疾病：百日咳，咳嗽痰喘，痰热惊厥等。

所以勾践尝"胆"是为了提醒自己不要忘了过去所受的耻辱。

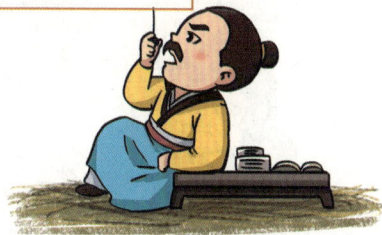

"卧薪尝胆"这个成语的意思是睡觉睡在柴草上，吃饭、睡觉前都尝一尝苦胆。现在用来形容人刻苦自励，立志雪耻图强。

吃得苦中苦 方为人上人

人参娃恍然大悟，他不想让黄芪爷爷担心，开始每天奋发学习。

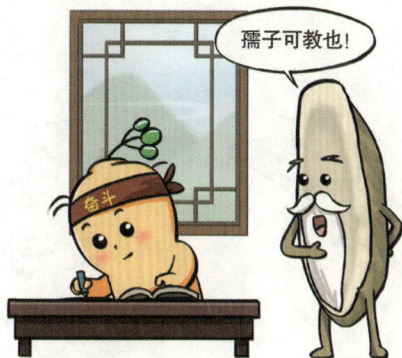

孺子可教也！

小朋友们可不要像人参娃一样沉迷游戏而让家人担心啊！

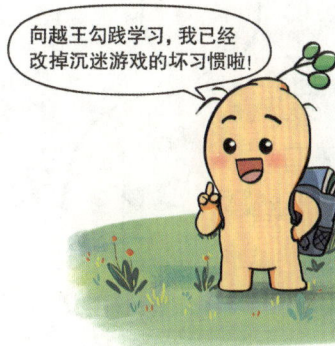

向越王勾践学习，我已经改掉沉迷游戏的坏习惯啦！

121

20. 十指连心

我们在日常生活中会发现，伤到手指后疼痛会非常明显。

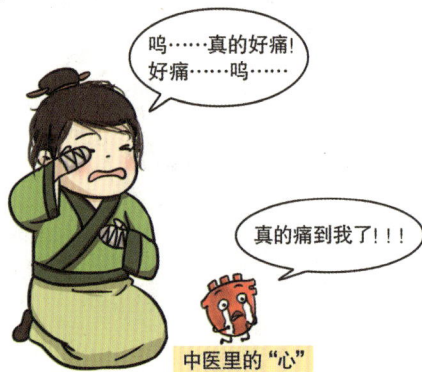

> 呜……真的好痛！好痛……呜……

> 真的痛到我了！！！

中医里的"心"

整个人体就像是一个制度完善的小"国家"。

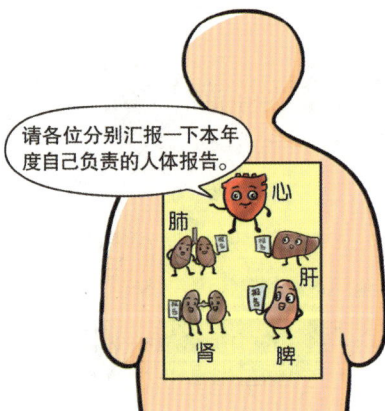

> 请各位分别汇报一下本年度自己负责的人体报告。

肺
心
肝
肾
脾

这是为什么呢？因为在中医理论中，心在脏腑中是君主的位置。

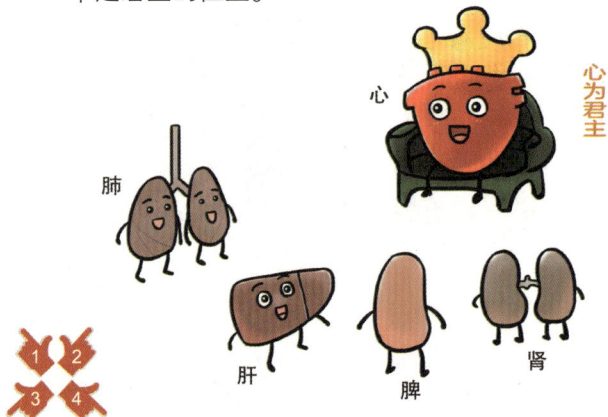

心
心为君主
肺
肝
脾
肾

心统领着这个身体里大大小小的事务，让身体这个"国家"有条不紊的运作。

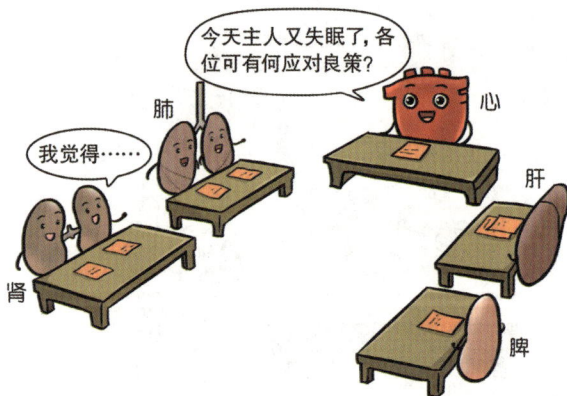

> 今天主人又失眠了，各位可有何应对良策？

> 我觉得……

肺
肾
心
肝
脾

心与人体的每个部分都有着联系，自然也有通向手指的通路。

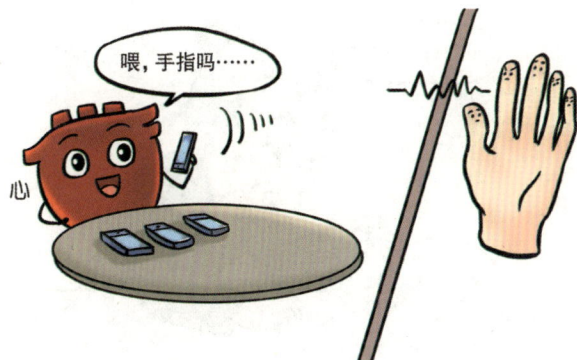

我们之所以能够自由写字、画画、弹琴，是因为中医里的"心"统管着我们的精神、意识和思维活动。

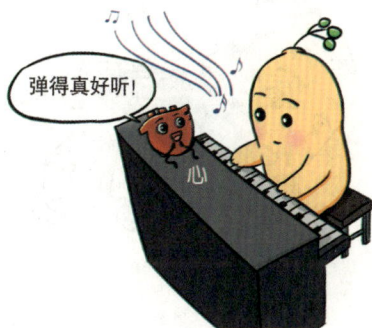

如果心有了不舒服，手指兄弟们很快就会有相应的表现。

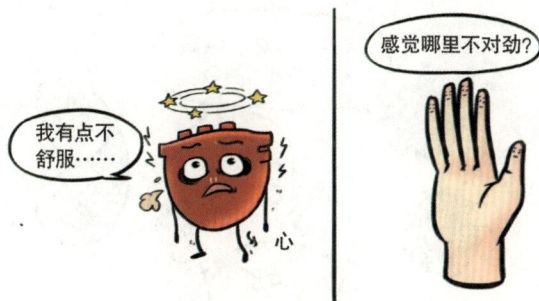

比如心脏衰竭，我们的手指就可能出现"棒槌"样的改变。

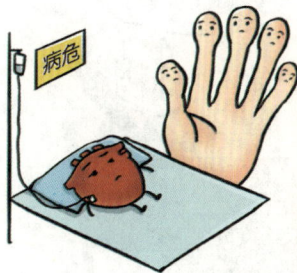

课外小拓展

杵状指亦称鼓槌指，表现为手指或足趾末端增生、肥厚、呈杵状膨大，多是因为组织缺氧、代谢障碍及中毒造成指端组织增生所致。

古代的医家们发现了心与手指间神奇的联系。

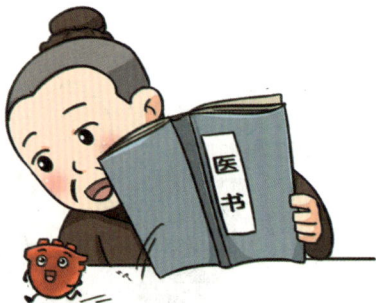

于是发明了通过观察手指的变化来诊查疾病的方法。

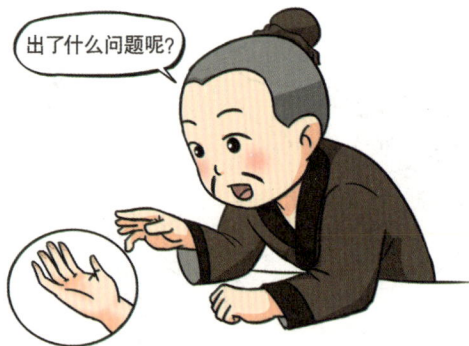

> 出了什么问题呢?

医书

尤其是在面对小朋友的时候,望指纹成了大夫们最常用来判断孩子们疾病的方法。

为什么这么说呢?因为小朋友们的身体非常娇弱,很容易受到外界邪气的侵犯。

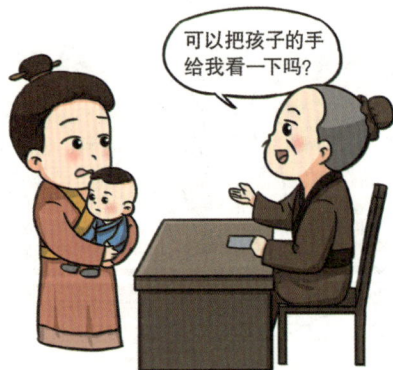

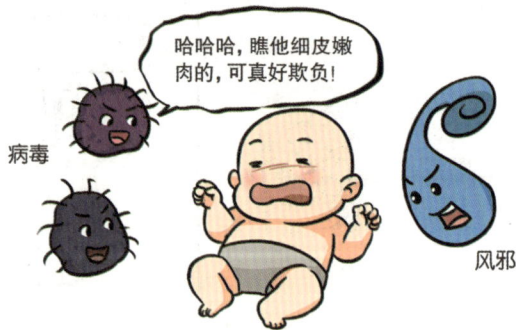

> 可以把孩子的手给我看一下吗?

> 哈哈哈,瞧他细皮嫩肉的,可真好欺负!

病毒

风邪

小朋友的病情变化得很快。

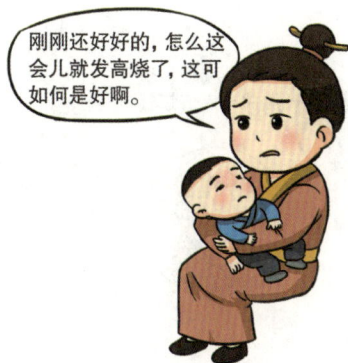

刚刚还好好的，怎么这会儿就发高烧了，这可如何是好啊。

同时小朋友们大都很害怕大夫们，在见到大夫时会大哭起来。

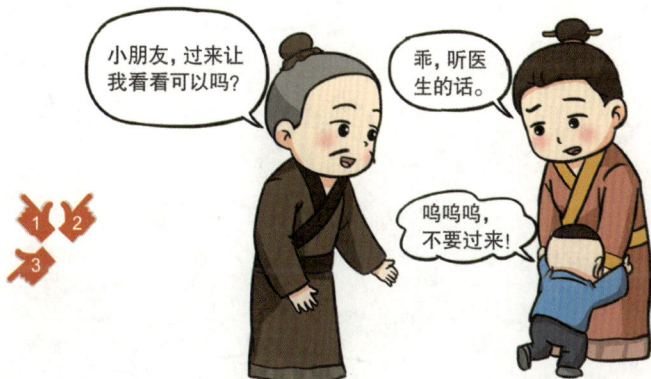

小朋友，过来让我看看可以吗？

乖，听医生的话。

呜呜呜，不要过来!

那么怎样才能及时洞察病情呢？

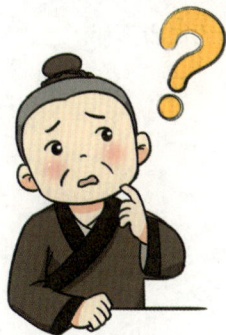

聪明的古人发明了观察小孩的指纹来了解病情的方法。

我被分成风、气、命三关，指纹如果出现在风关附近，提示病情较轻，如果指纹出现的位置越靠近指尖，则提示病情越重。

我们给大人看病，可以通过摸脉来诊察病情，但是对于3岁以内的小孩子，则可以通过观察他们食指外侧指纹出现的位置、颜色等，来初步了解疾病的情况。

命关 病情危重
气关 病轻较重
风关 病情较轻

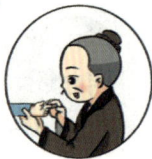

通过我，你可以知道身体里很多秘密呢！

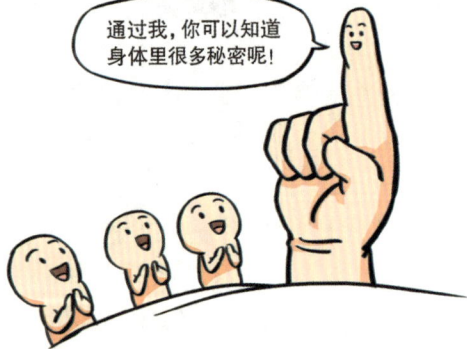

人体真是大自然神奇的创造，即使是一个小小的手指也蕴藏着身体的很多奥秘。

手拉手，心连心！

手指头感觉灵敏，十个手指碰伤了哪一个，心里都会感到疼痛。现在"十指连心"这个成语常用来比喻某人和有关的人或事具有极密切的关系。

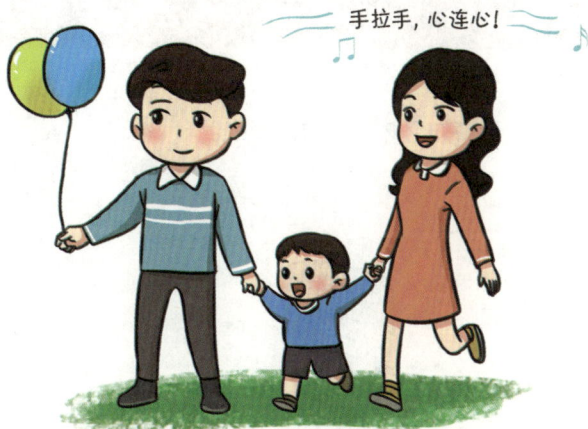

小朋友们是不是也对自己的身体充满了好奇呢？

我们的身体可真是个宝藏啊。

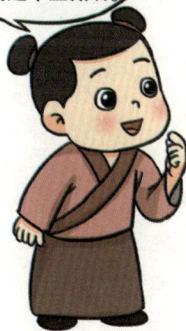

对啊，我们要好好发掘。

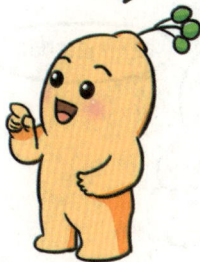

21. 望梅止渴

古人云："青梅知何味？甜中微带酸。"

一想到酸酸甜甜的梅子，大家会不会不自觉地开始流口水呢？

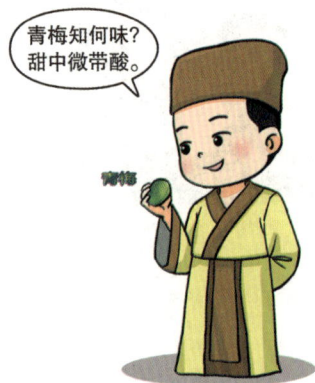

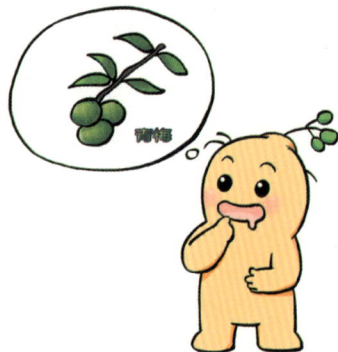

青梅知何味？
甜中微带酸。

青梅

青梅

别看这小小的一个梅子，它生津止渴的作用曾在历史上留下神来一笔。这说的是什么事情呢？

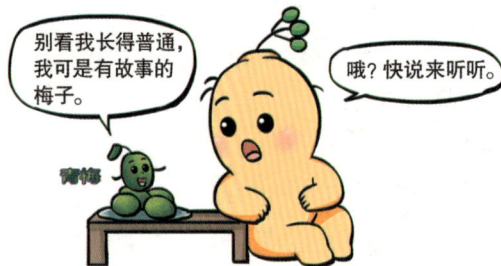

别看我长得普通，我可是有故事的梅子。

哦？快说来听听。

青梅

原来在东汉末年，魏国的曹操率领军队去讨伐张绣。

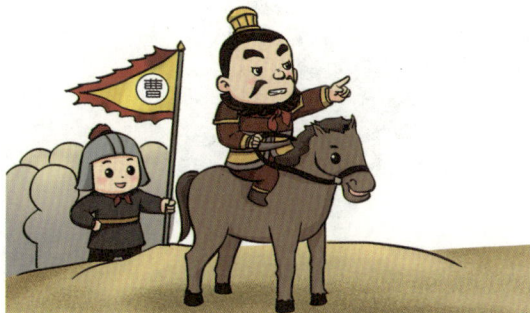

正值盛夏，火辣辣的太阳下寸草不生，暴晒下的大家都大汗淋漓，口干舌燥。

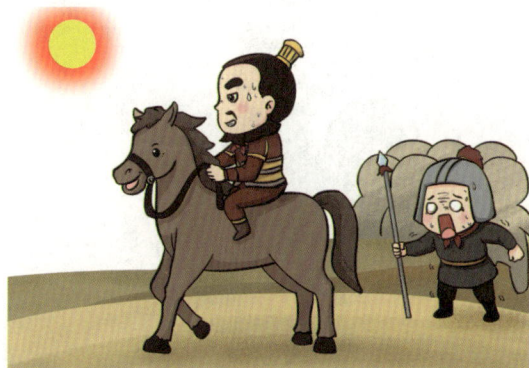

但是周围并没有水源，大家的喉咙就好像要着火一样，即使是最强壮的士兵也走不动了。

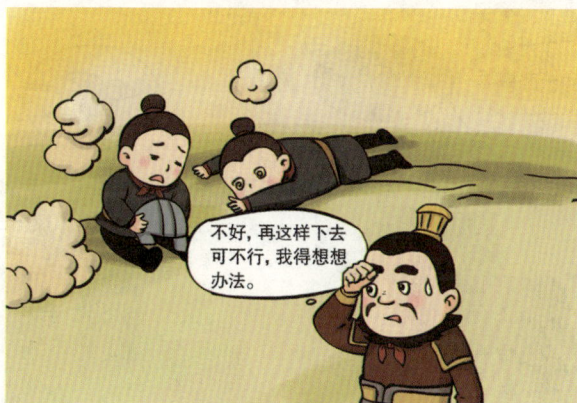

不好，再这样下去可不行，我得想想办法。

129

无奈之下曹操让士兵们先原地休息，自己骑马到一座小山上，看看周围有无水源。

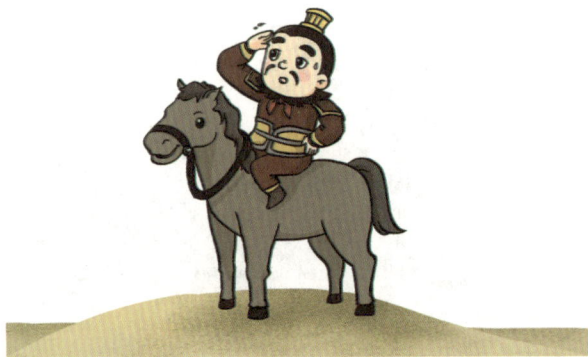

望着寸草不生的土地，他灵机一动，想出了一个好方法。

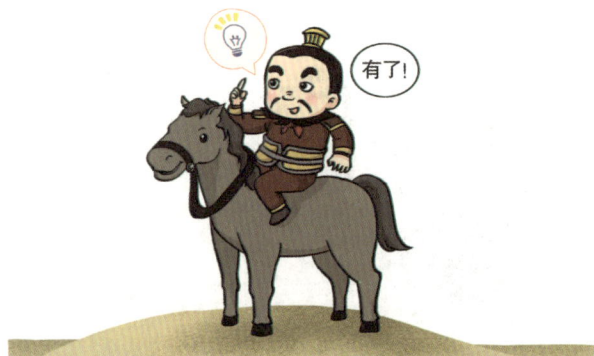

有了!

他回过头，对口渴的士兵们说道：

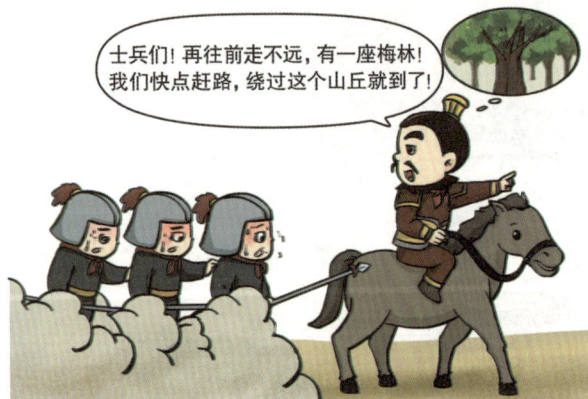

士兵们! 再往前走不远，有一座梅林! 我们快点赶路，绕过这个山丘就到了!

士兵们听到这，想到梅子酸酸甜甜的味道，嘴里都分泌出了口水。

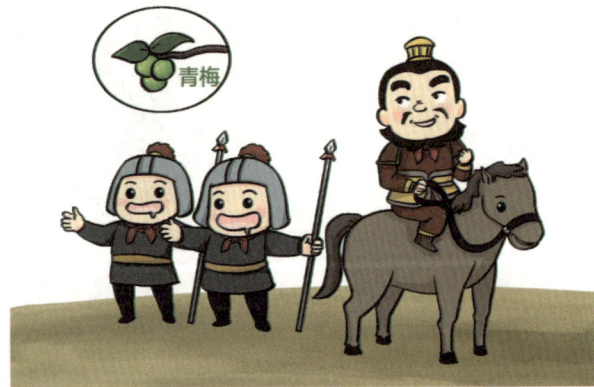

青梅

他们忽然感觉不渴了，浑身充满了力气，于是奋力前进。

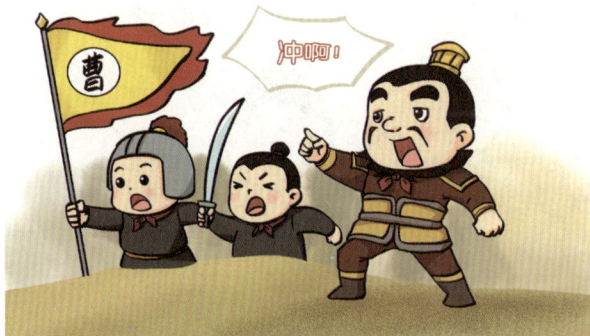

他们终于到了有水的地方，渡过了难关，但发现周围并没有梅子。

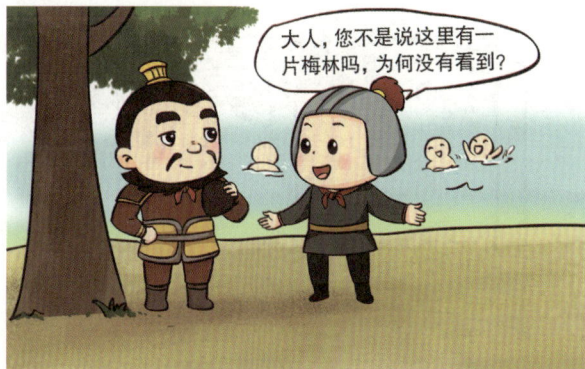

> 大人，您不是说这里有一片梅林吗，为何没有看到？

原来，曹操知道梅子具有生津止渴的作用，故意激励士兵们继续前进。

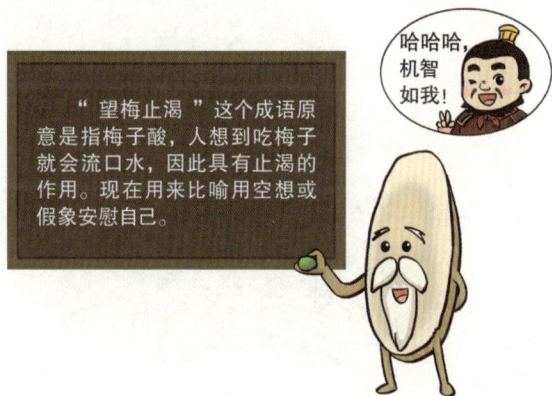

"望梅止渴"这个成语原意是指梅子酸，人想到吃梅子就会流口水，因此具有止渴的作用。现在用来比喻用空想或假象安慰自己。

> 哈哈哈，机智如我！

这个故事中的梅子是我国的土产果品，已经有3000多年的种植历史了。

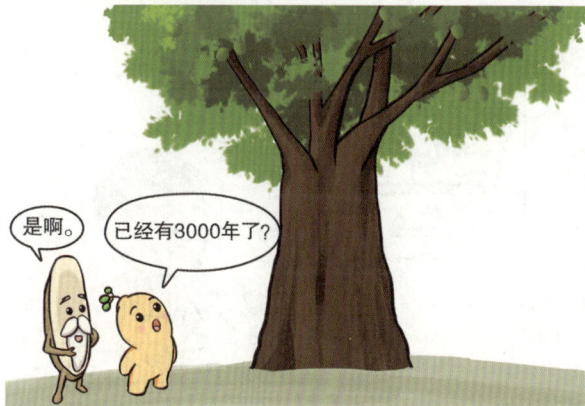

> 是啊。
> 已经有3000年了？

早在《神农本草经》中就有它的详细介绍。

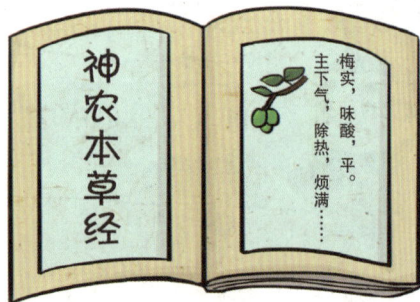

青梅具有生津止渴的作用，因此小朋友们感到口渴时可以尝一尝青梅，一定会让你口齿生津。

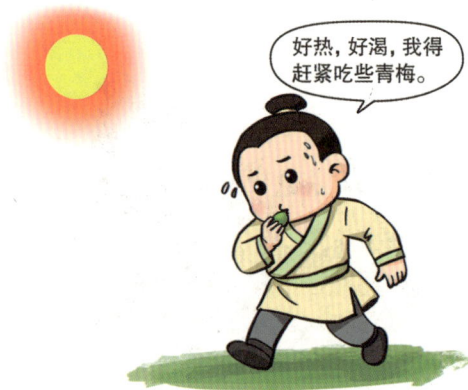

神农本草经

梅实，味酸，平。主下气，除热，烦满……

好热，好渴，我得赶紧吃些青梅。

据科学家们的研究，青梅能够很好地调节我们体内的酸碱平衡，增强人体的免疫力。

因此青梅还有"凉果之王"的美誉。

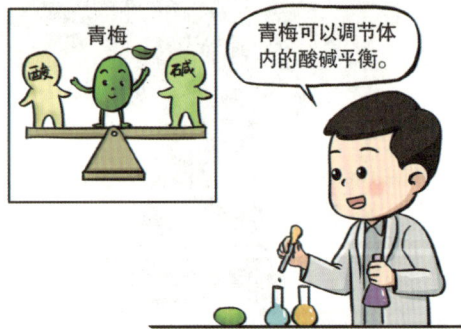

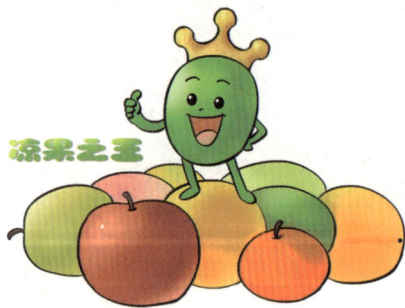

青梅

酸 碱

青梅可以调节体内的酸碱平衡。

凉果之王

经常被制作成梅子酒、青梅酱等美味。

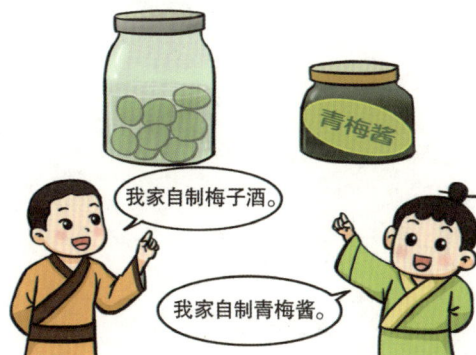

而且青梅采集后经过晒干、腌制等多个步骤，还能摇身一变，变成话梅呢。

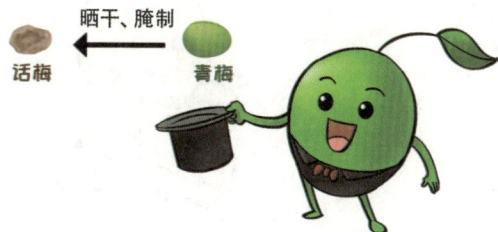

我家自制梅子酒。

我家自制青梅酱。

晒干、腌制

话梅 ← 青梅

据说，说书先生因为说话的时间长，口齿干燥，说书时也不方便喝茶。

于是用晒干的梅子刺激味蕾，促进唾液的分泌，便可以继续说书了。

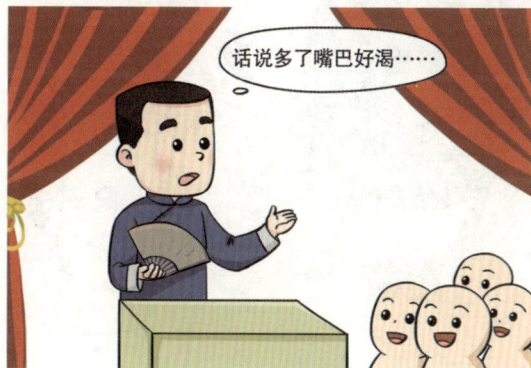

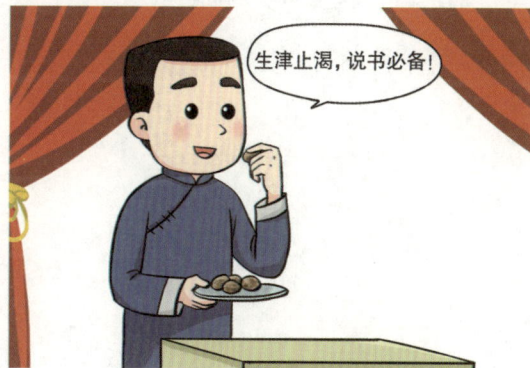

话说多了嘴巴好渴……

生津止渴，说书必备！

所以这个小零食
又称为话梅。

原来话梅的原身是青梅啊，
难怪吃话梅也能生津止渴。

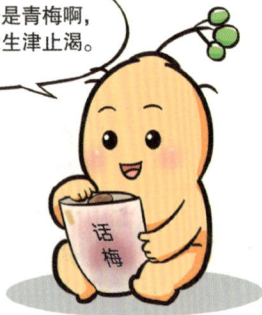

话梅

既能作为药物又能作为食物，
青梅真是大自然神奇的创造啊！

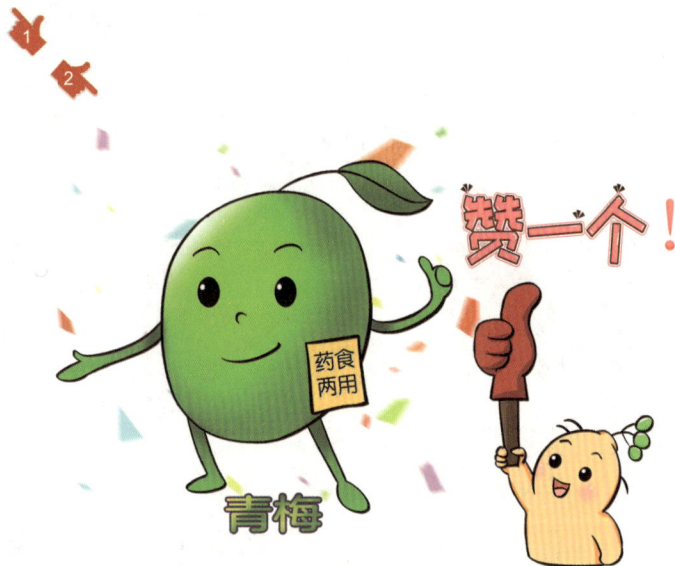

1

2

赞一个！

药食
两用

青梅

22. 刮骨疗毒

每个人都有过受伤的经历。

受伤了就要积极治疗，虽然过程中会比较痛……

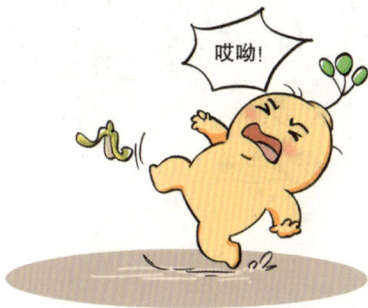

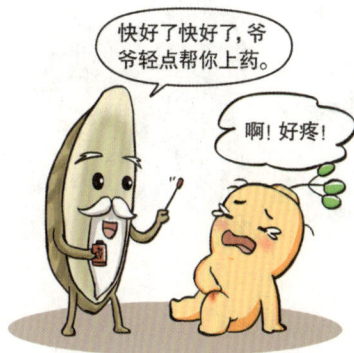

哎呦!

快好了快好了,爷爷轻点帮你上药。

啊! 好疼!

可在三国时期，就有这么一位在疗伤时眉头都不皱一下的厉害人物，他就是众所周知的"关二爷"——关羽。

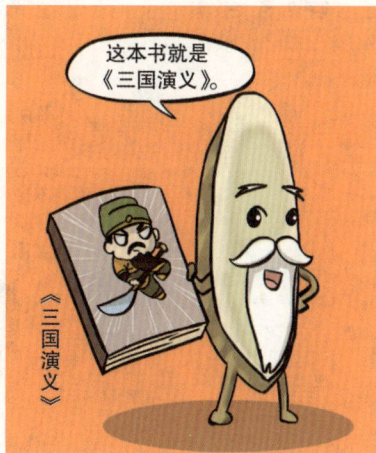

这本书就是《三国演义》。

《三国演义》

135

关羽作为汉军主帅，在一次与曹军的交战中，不小心中了敌人的毒箭。

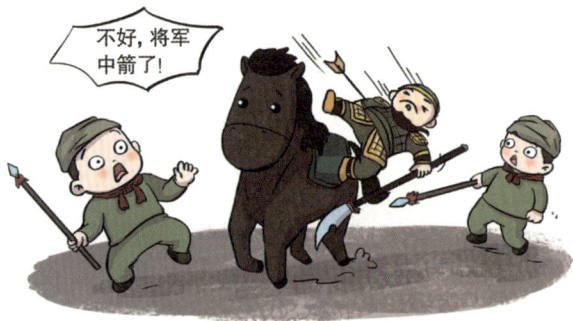

大家都很担心将军的伤情，想让将军回荆州休养。

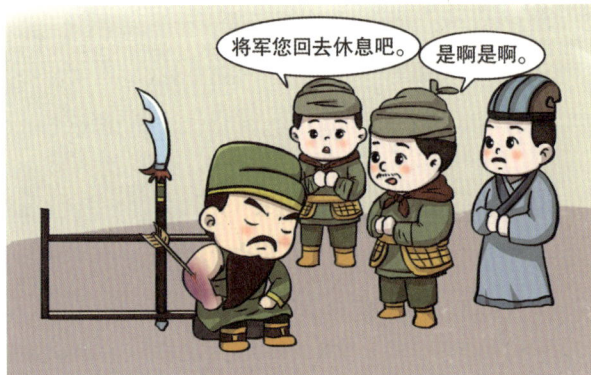

不好，将军中箭了！

将军您回去休息吧。

是啊是啊。

但关羽考虑敌军虎视眈眈，如果这时候回去定会军心大乱。

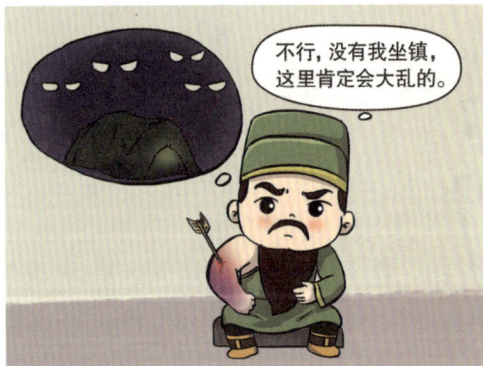

于是他决定留在军营休息，对外宣称只是普通的伤口，私底下派士兵去寻找有名的大夫。

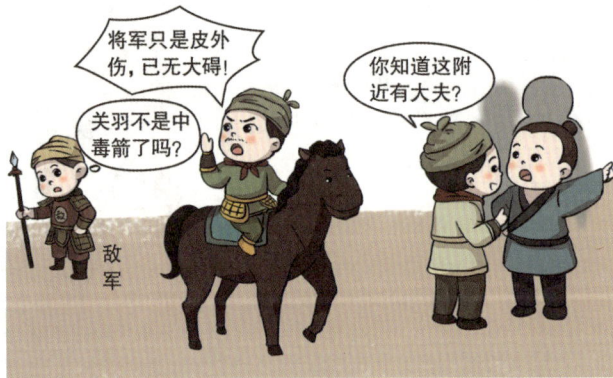

不行，没有我坐镇，这里肯定会大乱的。

将军只是皮外伤，已无大碍！

关羽不是中毒箭了吗？

你知道这附近有大夫？

敌军

几天之后，有一个自称华佗的人到了军营中。

此时关羽的手臂已经肿得非常厉害，听到当时有名的大夫华佗能为自己治疗，赶紧请士兵带他到帐篷内。

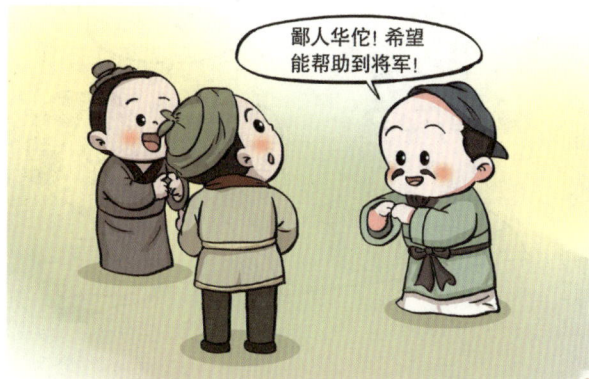

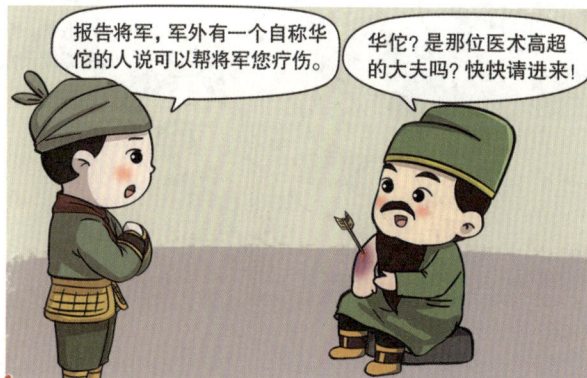

华佗进到帐篷内后，马上查看了关羽的伤口。

想要彻底根治，就需要用刀把被侵蚀的部分割掉，刮掉骨头上的毒，再敷上药，用线缝合。

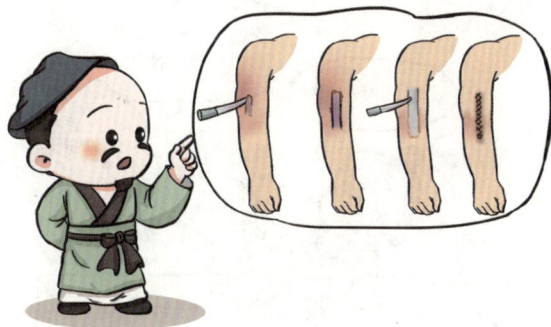

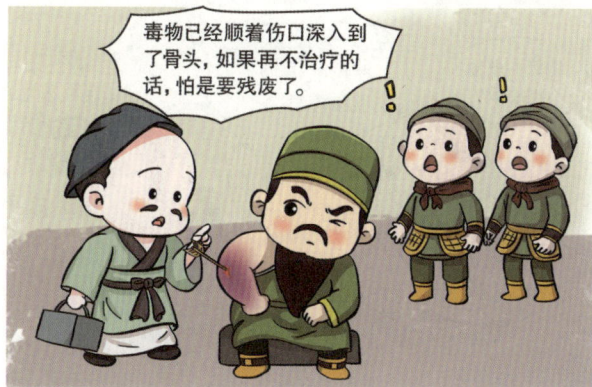

将军您有所不知，这刮骨疗伤之痛非常人能忍，首先要将您的手臂固定在柱子上，再用被子蒙住头，才好进行下一步治疗。

这点小事，为何先生如此严肃？

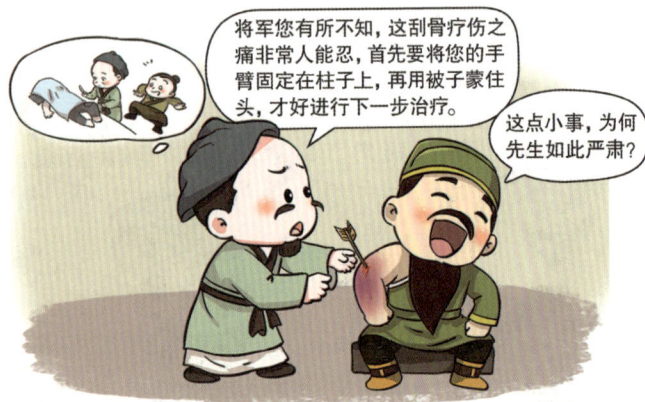

要知道在古代，可没有我们现在手术所用的麻醉药。

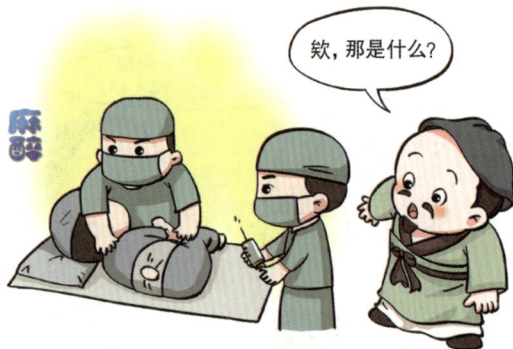

欸，那是什么？

麻醉

没有麻醉的前提下进行手术治疗，真是不可思议！

你的疾病必须开刀才可以根治啊！

不不，你别过来！

但是关羽听完华佗的解释，并没有感到害怕，反而命人摆好酒菜，先请华佗好好享受一番美食。

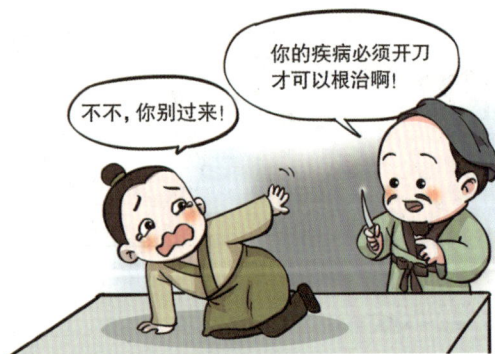

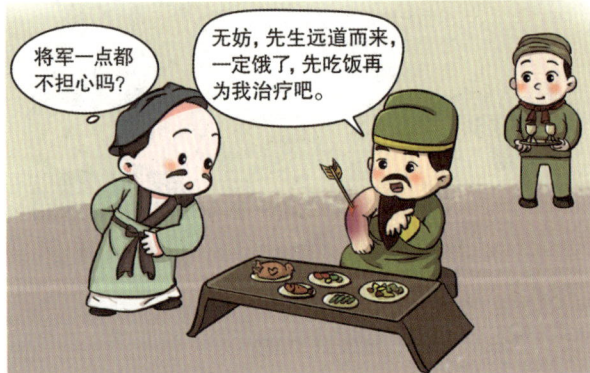

将军一点都不担心吗？

无妨，先生远道而来，一定饿了，先吃饭再为我治疗吧。

而后，关羽才伸出受伤的右臂，让华佗治疗。

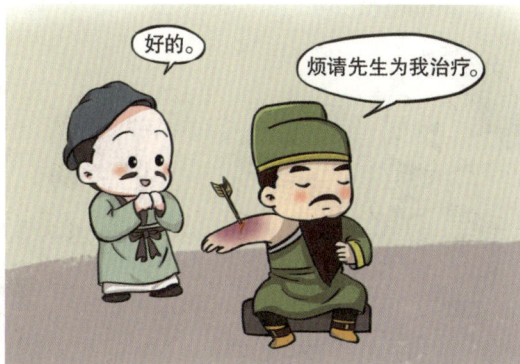

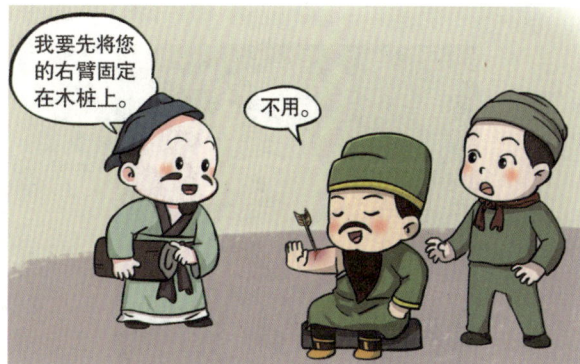

关羽喝了几口酒，让他的手下马良陪他下棋，随后让华佗直接开始治疗。

华佗无奈之下只好拿出尖刀，并让人在关羽的手臂下放一个盆子，准备接流下的血。

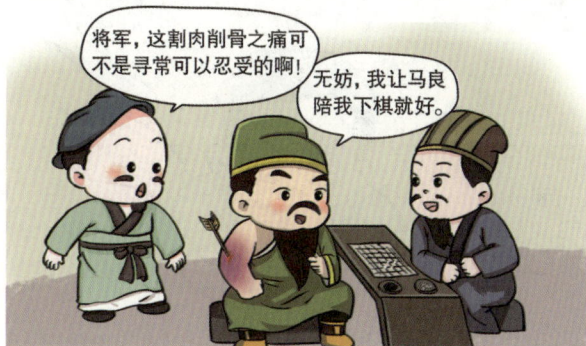

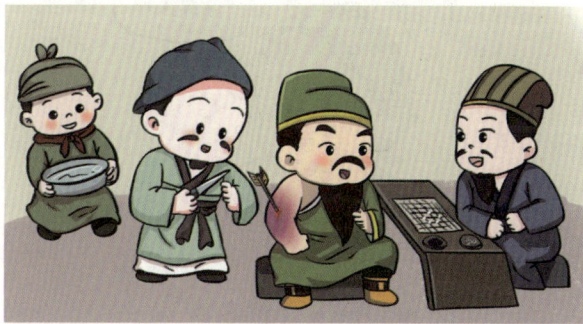

华佗迅速下刀切开毒箭伤口处。

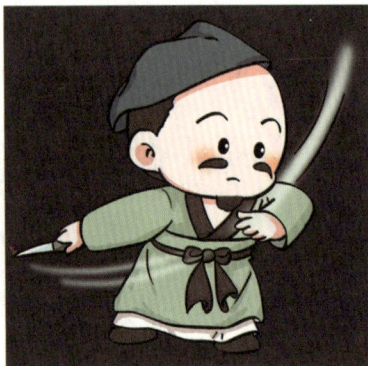

令华佗惊讶的是，关羽此时依旧面不改色地继续下棋。

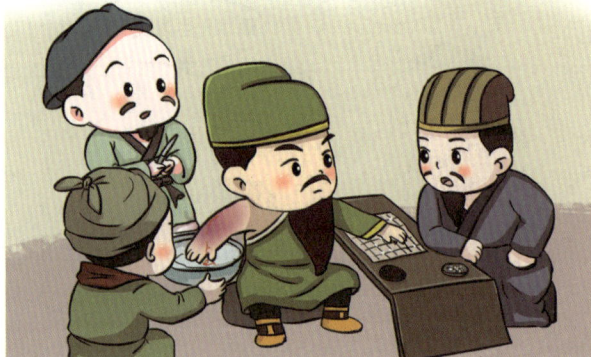

华佗暗自惊叹关羽果非常人，并放心地为关羽继续治疗。

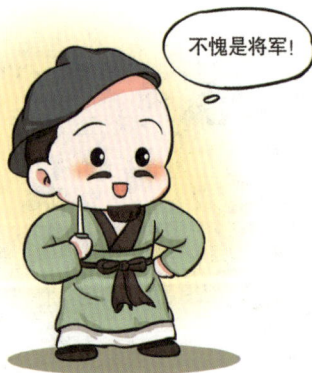

华佗熟练地运用刀子在关羽的骨头上来回地刮动，发出"窸窸窣窣"的声音。

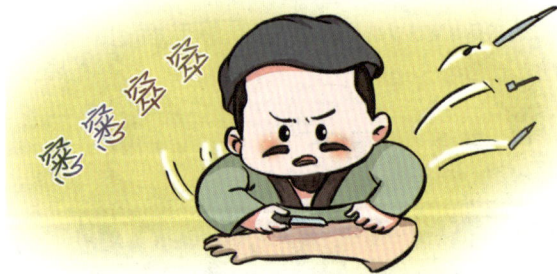

不愧是将军！

旁边的将士们脸色煞白，但他们的将军仍然可以谈笑风生。

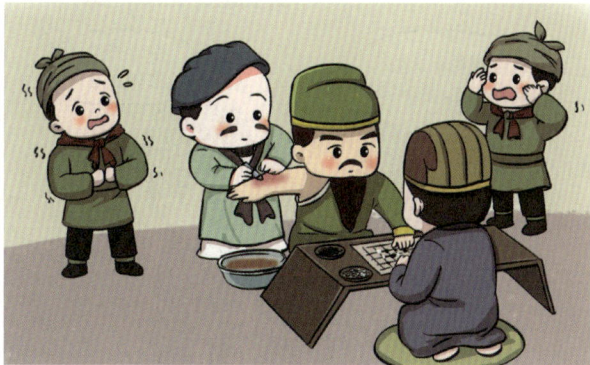

不久，华佗就完成了刮毒，敷好药，将伤口缝上，包扎好。

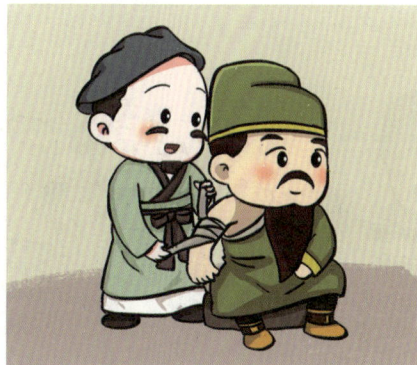

关羽试探着摆动受伤的手臂，并没有疼痛的感觉，不禁惊叹道：

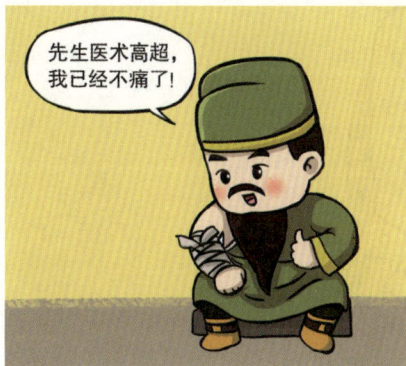

先生医术高超，我已经不痛了！

华佗也称赞了关羽的坚忍。

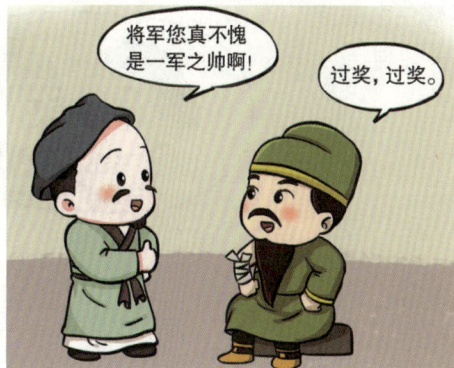

将军您真不愧是一军之帅啊！

过奖，过奖。

从这个故事中我们不仅看到了关羽的勇武，也看到了华佗高超的医术。

华佗作为医生尽心尽责，关羽作为患者积极配合医生，齐心协力消除疾病。

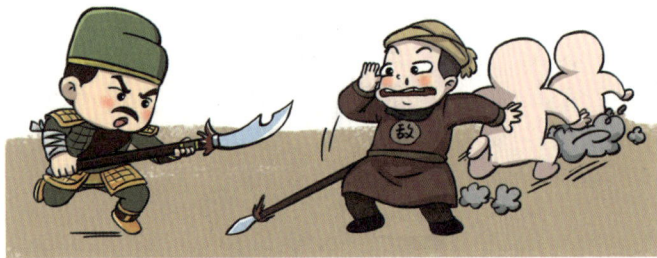

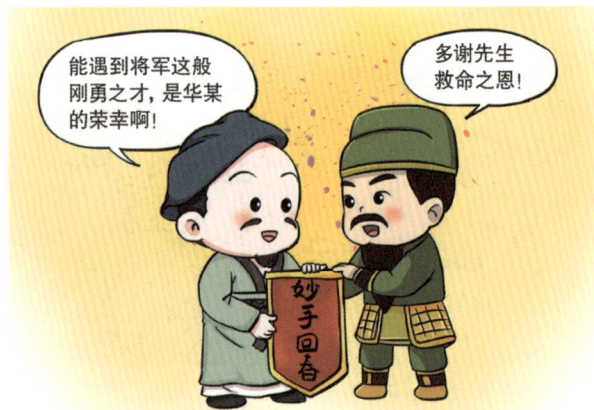

能遇到将军这般刚勇之才，是华某的荣幸啊！

多谢先生救命之恩！

妙手回春

医生和患者间的互相信任和支持成就了一段佳话。

这就是"刮骨疗毒"这个成语的由来，现在常用来比喻为了根除宿弊，不惧风险，不惜代价。

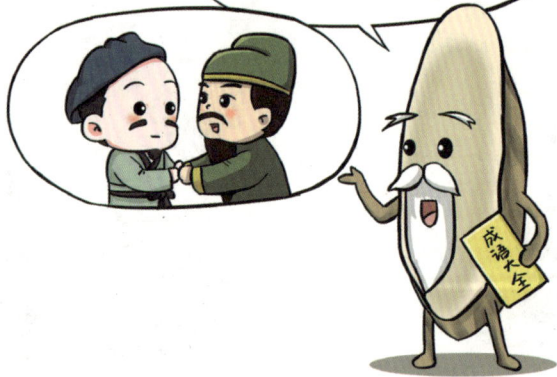

23. 一身正气

寒冬来袭，有人戏称北方过冬靠暖气，南方过冬只能靠"一身正气"。

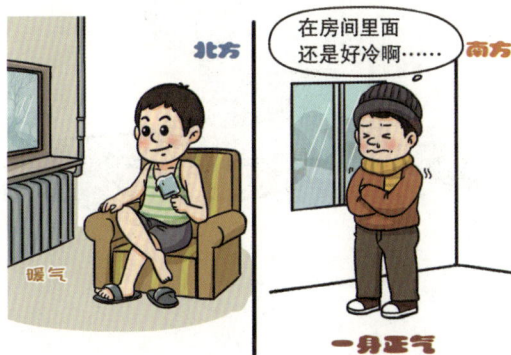

没有暖气的南方所靠的"一身正气"是什么呢？

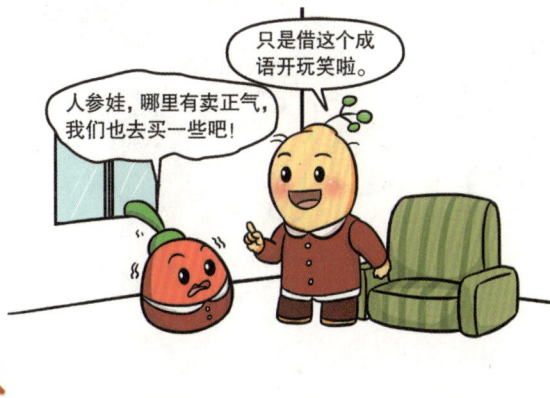

北方

南方

在房间里面还是好冷啊……

暖气

一身正气

人参娃，哪里有卖正气，我们也去买一些吧！

只是借这个成语开玩笑啦。

1 2 3 4

一说到"一身正气"，想必大家脑海中都会浮现出正气凛然的形象。

这个成语比喻为人处事光明磊落、刚正不阿。

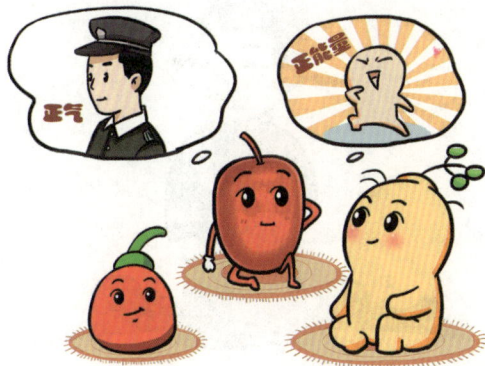

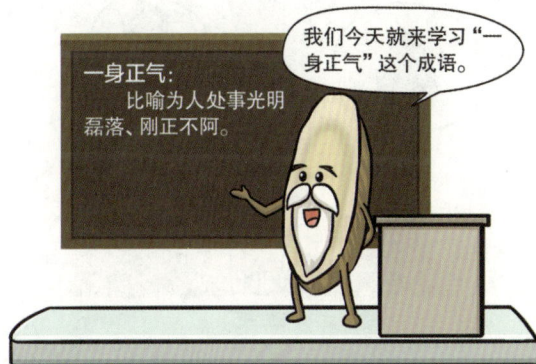

正气

正能量

一身正气：
   比喻为人处事光明磊落、刚正不阿。

我们今天就来学习"一身正气"这个成语。

自古以来，我国都崇尚养得一身浩然正气。

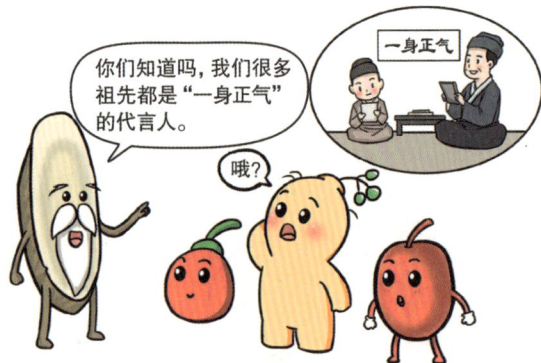

孟子也曾说过这样一句广为流传的话：

富贵不能淫，贫贱不能移，威武不能屈。

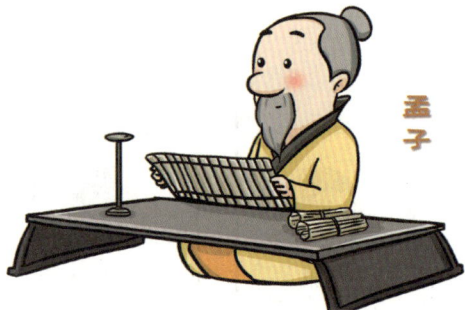

孟子

这是面对外来的一切诱惑、威胁都能淡定自若的"正气"。

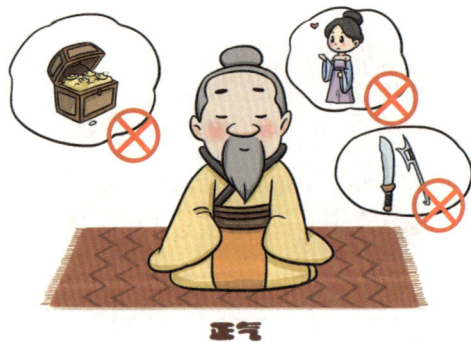

文天祥说："人生自古谁无死，留取丹心照汗青。"

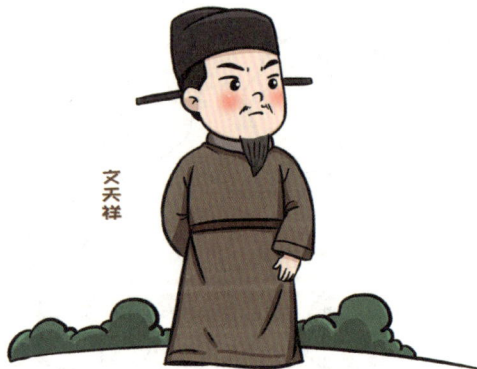

正气

文天祥

这是民族危难之时宁死不屈的"正气"。

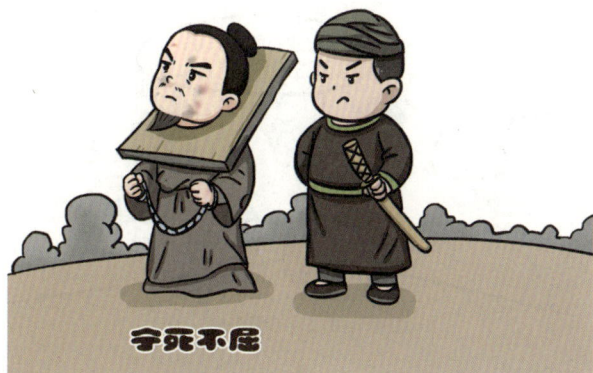

这些"正气"可以激励人奋发向上，凝聚力量，抵御一切邪恶、消极的东西。

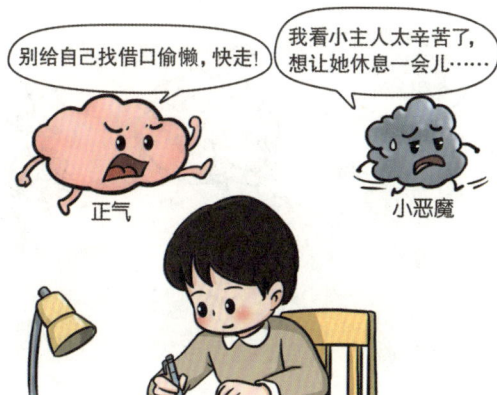

宁死不屈

别给自己找借口偷懒，快走！

正气

我看小主人太辛苦了，想让她休息一会儿……

小恶魔

对于人体而言，也需要这股"正气"。

中医里的"正气"是我们做一切活动的基础。

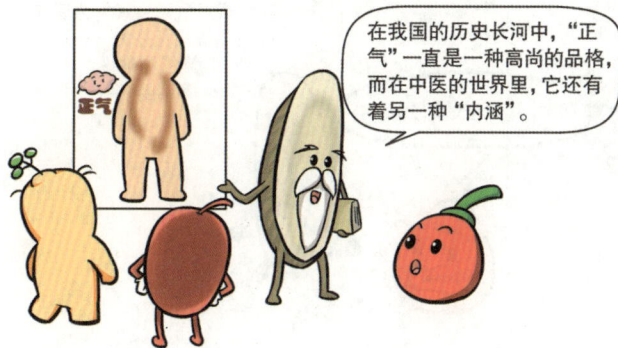

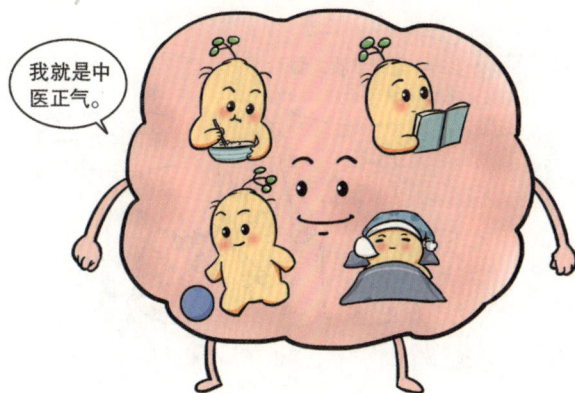

正气

在我国的历史长河中，"正气"一直是一种高尚的品格，而在中医的世界里，它还有着另一种"内涵"。

我就是中医正气。

虽然我们看不到它，但强大的正气一直都在保护我们，温暖我们。

如果正气变得虚弱，邪气就会乘虚而入，这时候我们就很容易生病。

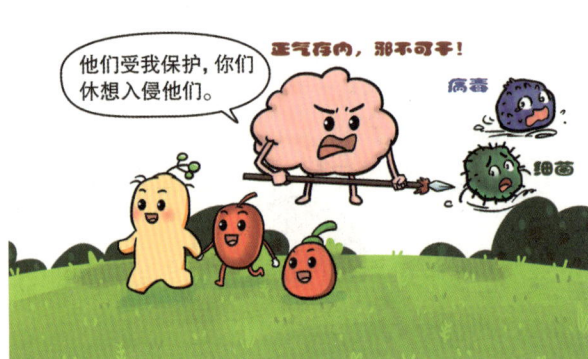

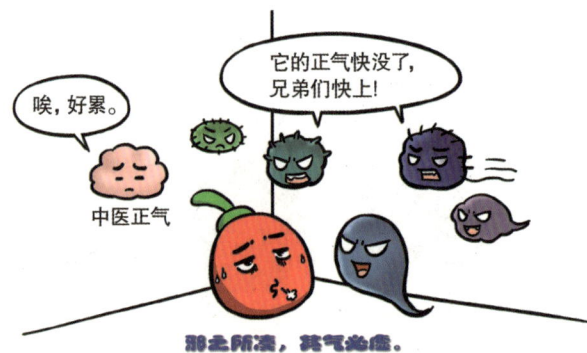

想要战胜邪气的话，就要让自身的正气变得强大起来。

那我们应该如何培养自身的正气呢？

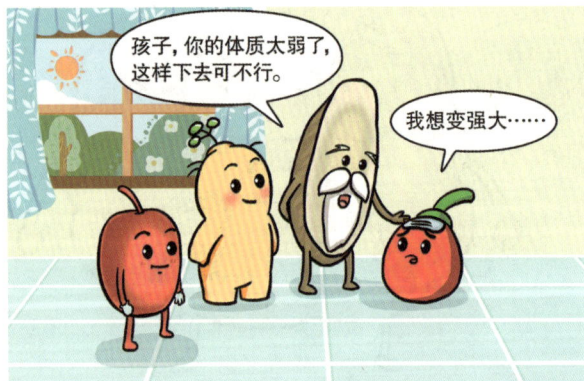

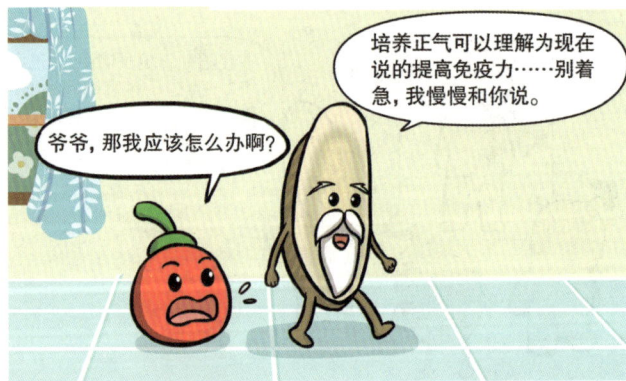

我们要做的第一步就是健康饮食。

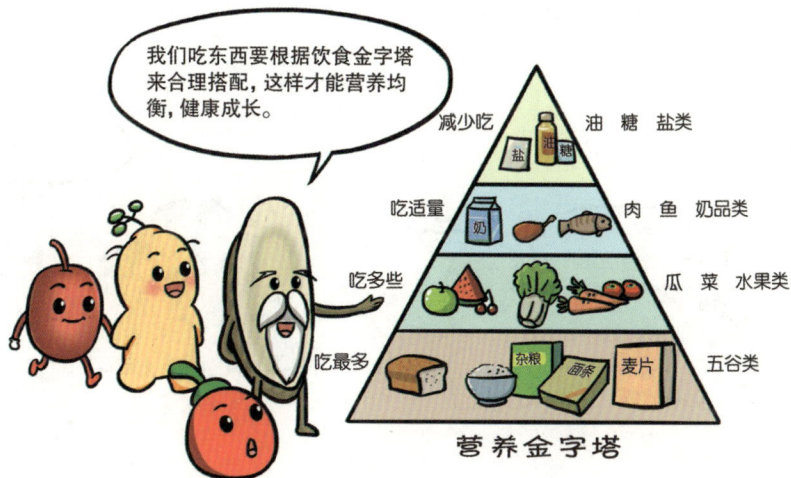

我们吃东西要根据饮食金字塔来合理搭配，这样才能营养均衡，健康成长。

减少吃　　油 糖 盐类

吃适量　　肉 鱼 奶品类

吃多些　　瓜 菜 水果类

吃最多　　五谷类

营养金字塔

保护好我们的肠胃，拒绝暴饮暴食或者少食挑食。

太撑了

饿扁了

我不吃!

第二步就是要进行适当的锻炼。

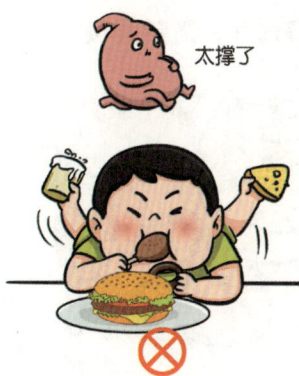

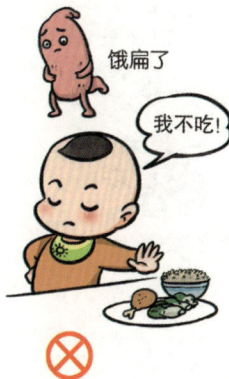

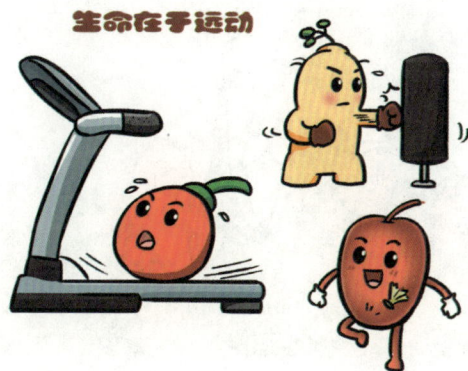

生命在于运动

打篮球、慢跑、游泳……这些都可以增强我们的正气。

第三步需要我们保持良好的心情。

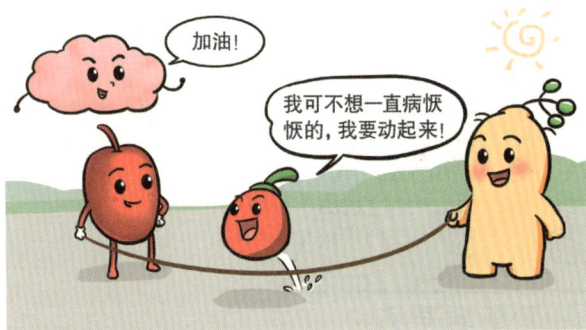

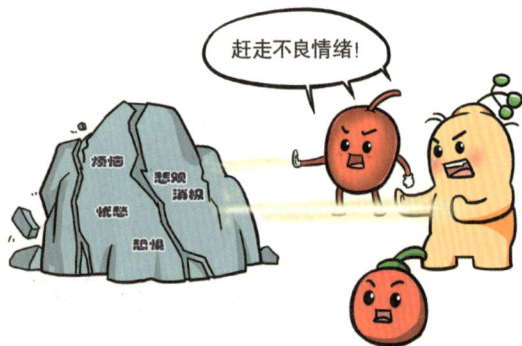

心情愉快，才能塑造更加美好的生活。

健康饮食、多运动、保持良好的心情，面对病邪侵犯时才能无所畏惧啊。

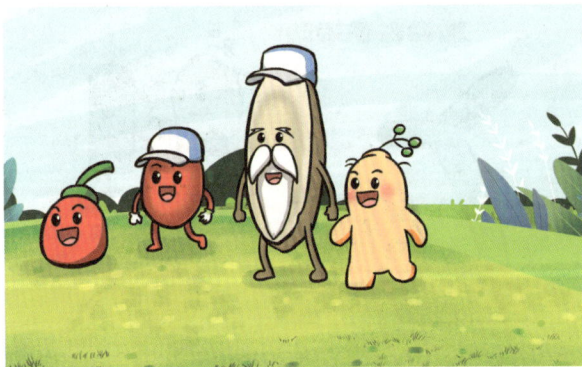

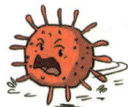

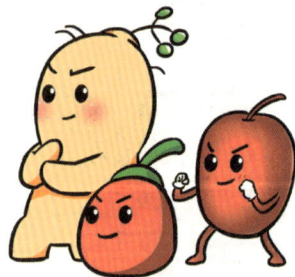

24. 面不改色

人要怎样才能做到面不改色呢？

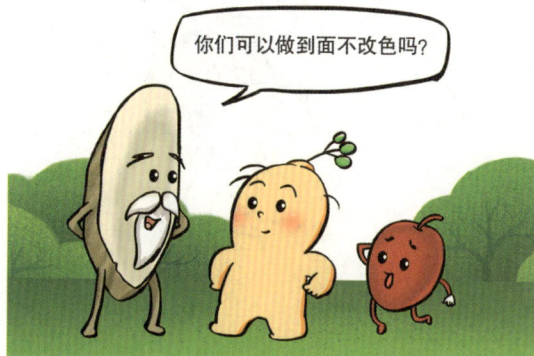

简单地理解这个成语，就是无论外界环境怎么变化，脸色表情都不会发生改变。

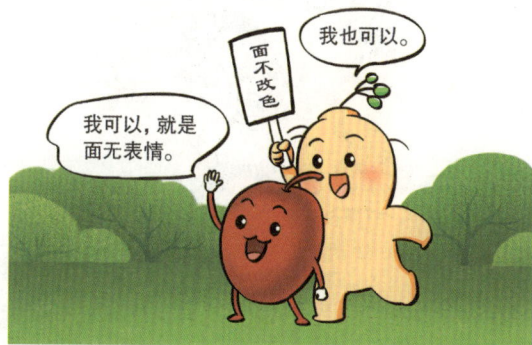

你们可以做到面不改色吗？

我可以，就是面无表情。

我也可以。

面不改色

对于我们来说，这几乎是不可能的事。

木头人比赛开始计时。

坚持！

不好，我快忍不住了……

因为我们总会有喜怒哀愁的时候。

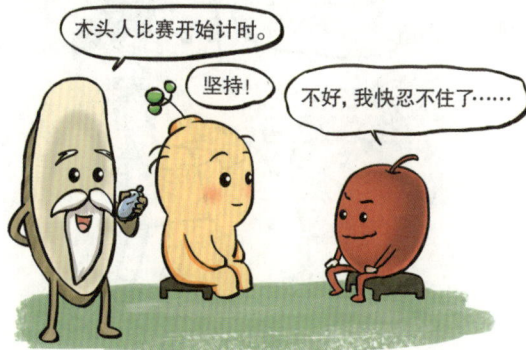

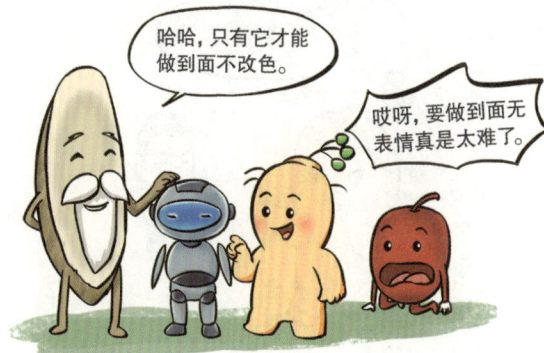

哈哈，只有它才能做到面不改色。

哎呀，要做到面无表情真是太难了。

我们生气的时候会怒发冲冠，面部发红。

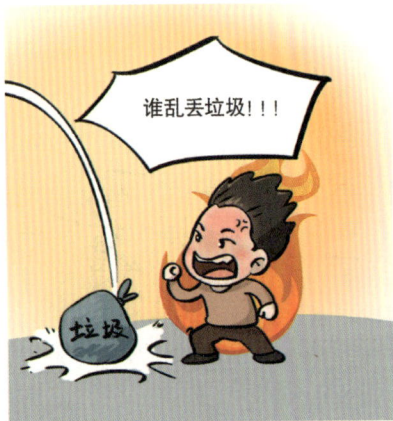

我们悲伤的时候会嚎啕大哭，面部发白。

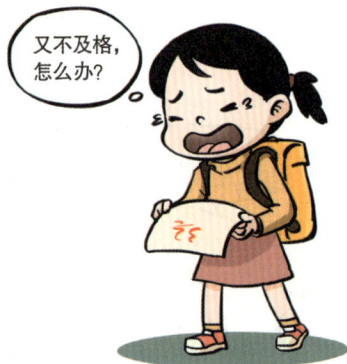

谁乱丢垃圾！！！

垃圾

又不及格，
怎么办？

所思所想都能够通过我们的面部表现出来。

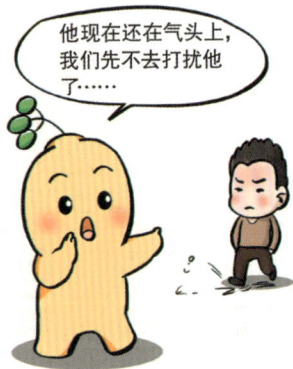

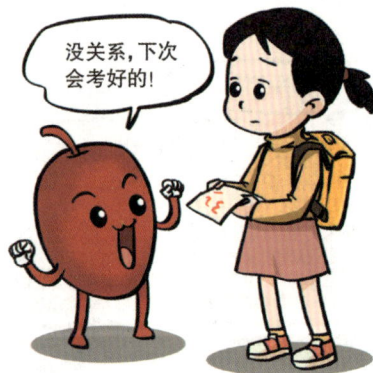

他现在还在气头上，
我们先不去打扰他
了……

没关系，下次
会考好的！

现代的心理学很多时候可以通过观察人的微表情来判断人的内心世界。

通过这种办法，警察叔叔可以破获很多的案件。

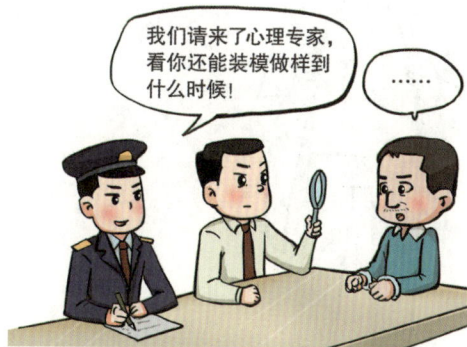

> 我们请来了心理专家，看你还能装模做样到什么时候！

> ……

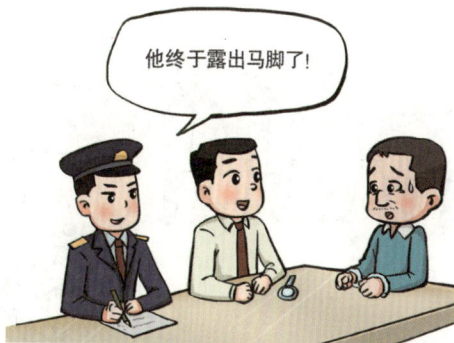

> 他终于露出马脚了！

人生病的时候面色也会发生相应的改变。

中医有句古语叫"望而知之谓之神"，意思是通过察望患者的表现就能洞悉病情的医生是最高明的医生。

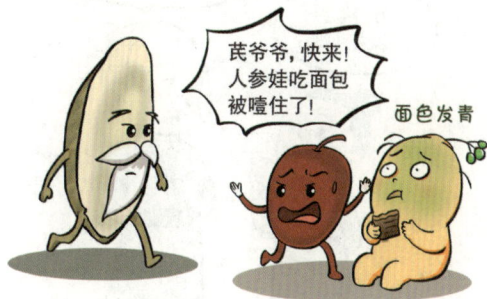

> 芪爷爷，快来！人参娃吃面包被噎住了！

面色发青

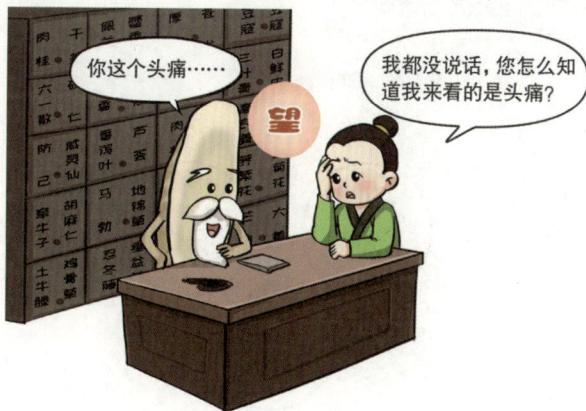

> 你这个头痛……

望

> 我都没说话，您怎么知道我来看的是头痛？

中医看病的四种方法：望、闻、问、切，古人把"望"放在了第一位，可见它的重要性。

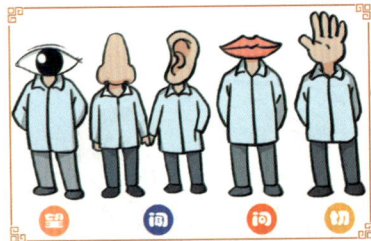

中医看病的四种方法。

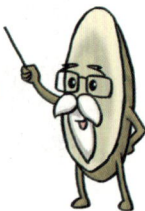

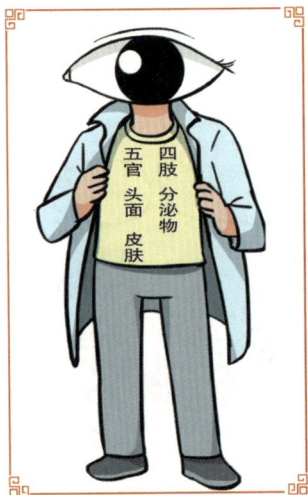

望 闻 问 切

当然"望"的内容有很多，"望面色"是我们今天的重头戏。

五官 头面 皮肤 四肢 分泌物

这里需要注意的是，黄种人、白种人、黑种人的面色可不是因为生病所引起的，这与基因、地理环境等很多因素相关。

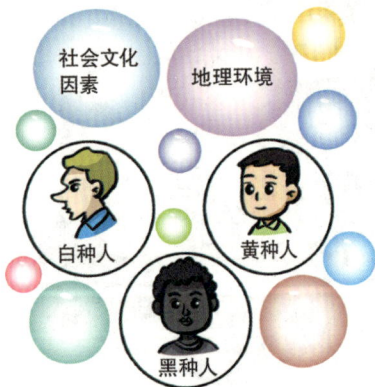

社会文化因素
地理环境
白种人
黄种人
黑种人

今天我们来谈谈黄种人的面色。

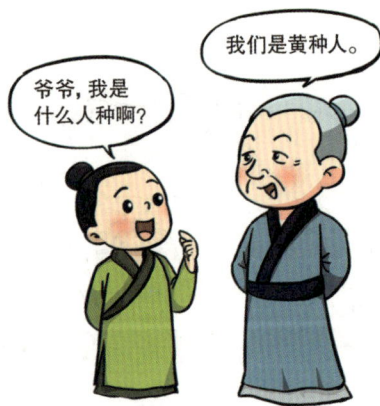

爷爷，我是什么人种啊？

我们是黄种人。

正常亚洲人的面色应该"红黄隐隐，明润含蓄"，这说的是明亮、润泽，夹杂着恰到好处的红润。

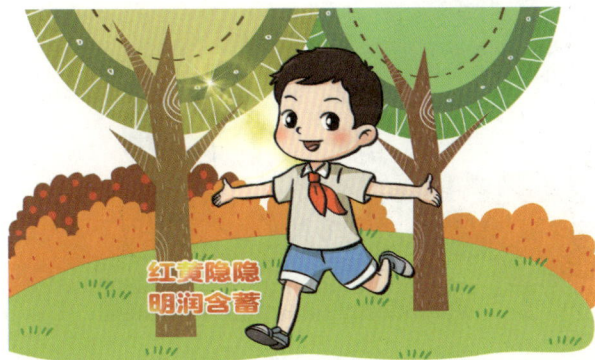

如果身体里的脏腑出现了问题，面色就会相应地发生变化，变成与脏腑相对应的颜色。

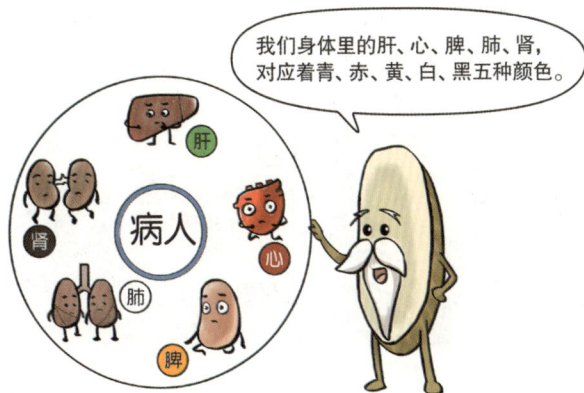

红黄隐隐
明润含蓄

我们身体里的肝、心、脾、肺、肾，对应着青、赤、黄、白、黑五种颜色。

病人

肝
肾
心
肺
脾

比如一个人脸色特别黄，甚至眼睛也变黄了，这有可能是"黄疸"，提示着身体里脾胃功能不好，影响了肝胆对于胆汁的调控，这时候就需要去看医生了。

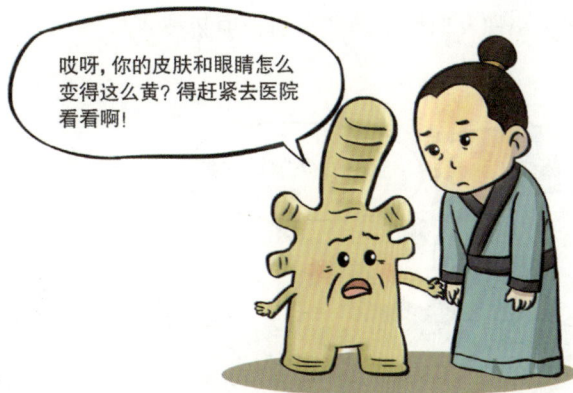

哎呀，你的皮肤和眼睛怎么变得这么黄？得赶紧去医院看看啊！

我们的面色就是人体的晴雨表，暗含着我们身体传达的信息。

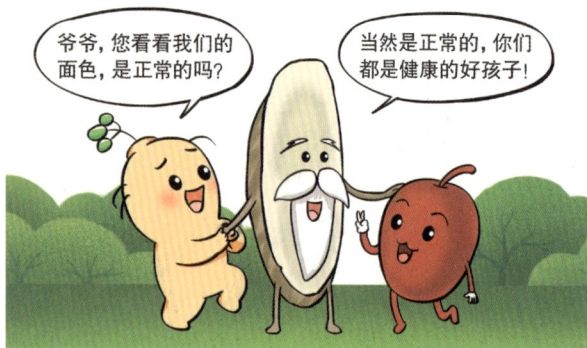

所以看病的时候可不能浓妆艳抹，这样会影响医生判断你的病情。

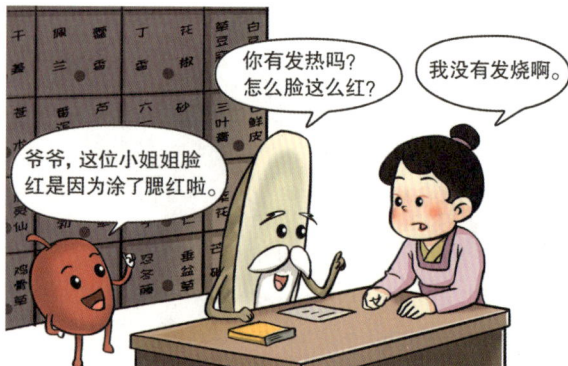

> 爷爷，您看看我们的面色，是正常的吗？

> 当然是正常的，你们都是健康的好孩子！

> 你有发热吗？怎么脸这么红？

> 我没有发烧啊。

> 爷爷，这位小姐姐脸红是因为涂了腮红啦。

通过观察面色的变化就能初步判断身体是不是发生了一些病变，小朋友们是不是又学到一项新技能呢？

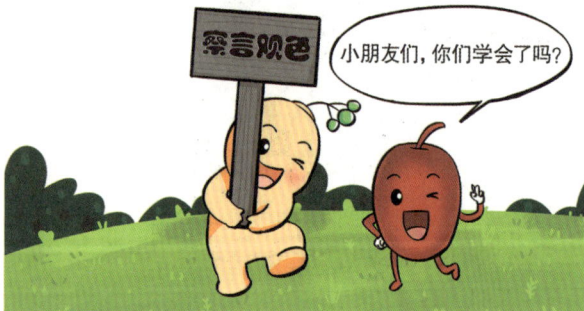

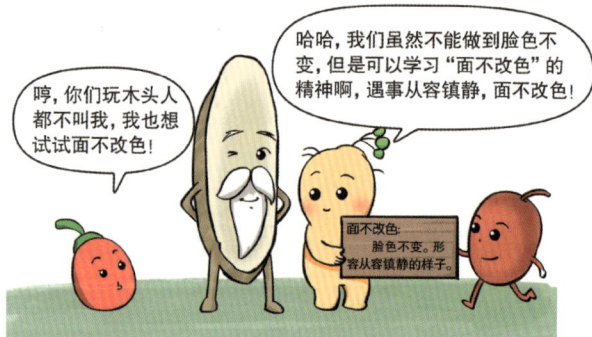

> 察言观色

> 小朋友们，你们学会了吗？

> 哼，你们玩木头人都不叫我，我也想试试面不改色！

> 哈哈，我们虽然不能做到脸色不变，但是可以学习"面不改色"的精神啊，遇事从容镇静，面不改色！

> 面不改色：脸色不变。形容从容镇静的样子。

25. 肝胆相照

说起"肝胆相照"这个成语，大家一定不会感到陌生。

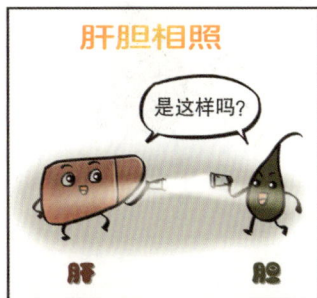

从字面上理解，就是肝和胆互相照顾，互相照应。

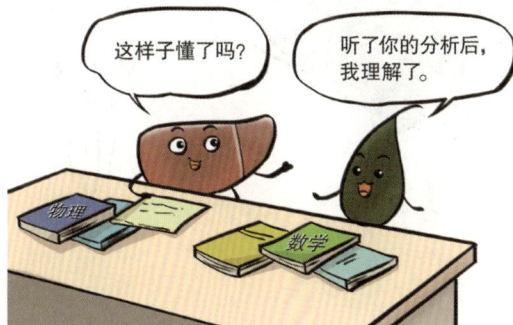

肝胆相照

是这样吗?

不是这样呢!

危险动作　请勿模仿

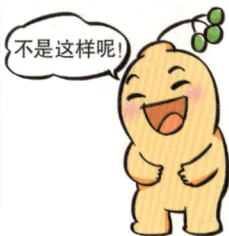

这样子懂了吗?

听了你的分析后，我理解了。

物理　数学

因而可以引申为真心相见。

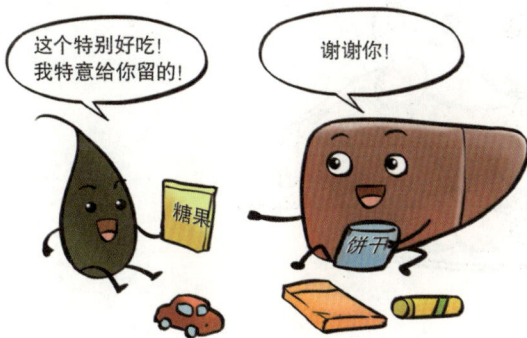

那肝和胆的关系为什么会这么好呢?

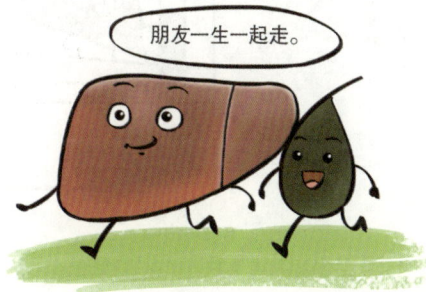

这个特别好吃!我特意给你留的!

谢谢你!

糖果

饼干

朋友一生一起走。

155

从解剖位置上看，胆的位置在我们身体的右上腹部，附在肝的下面。

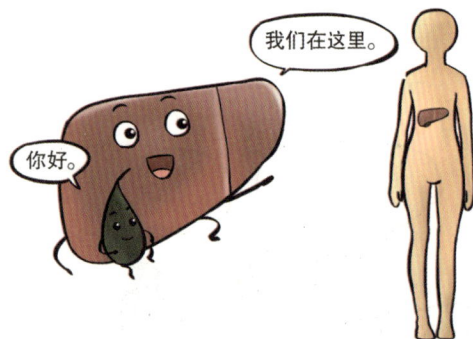

身体里紧挨着的肝和胆，它们之间是如何"相照"的呢？

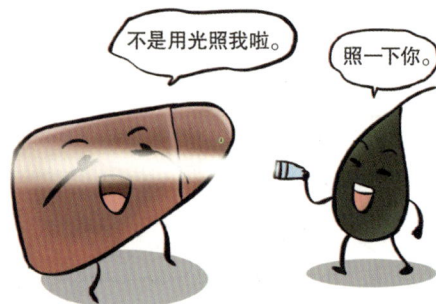

你好。

我们在这里。

不是用光照我啦。

照一下你。

危险动作 请勿模仿

正常情况下，肝为了消化人体内的食物需要分泌出一种叫作"胆汁"的物质。

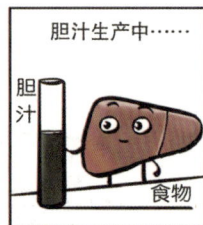

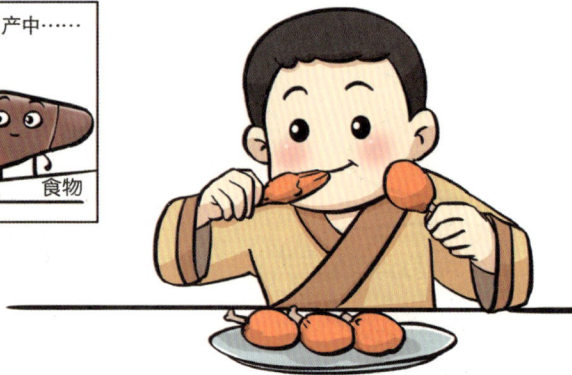

胆汁生产中……

胆汁

食物

肝脏源源不断地产生胆汁，在没吃食物的情况下，这些胆汁基本都储存在胆囊里。

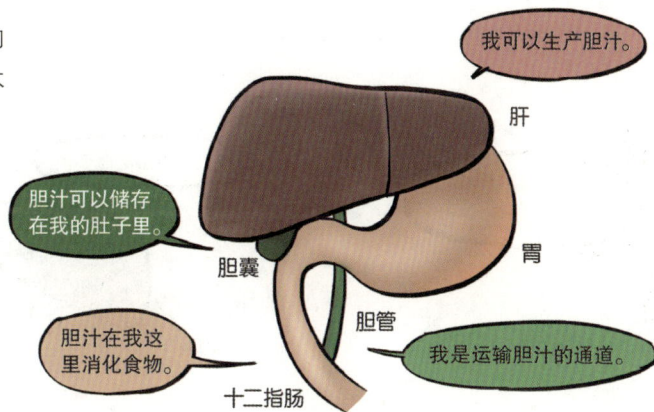

我可以生产胆汁。

肝

胆汁可以储存在我的肚子里。

胆囊

胃

胆管

我是运输胆汁的通道。

胆汁在我这里消化食物。

十二指肠

而我们在进食时，胆囊就会排出胆汁帮忙消化食物啦。

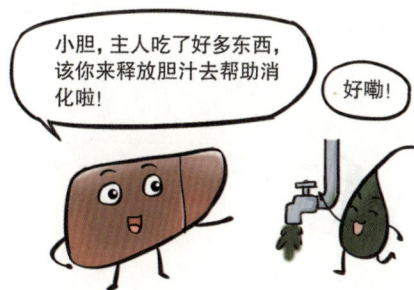

小胆，主人吃了好多东西，该你来释放胆汁去帮助消化啦！

好嘞！

而胆囊怎么储存、存多少、排泄多少，这些环节受到肝的调控。

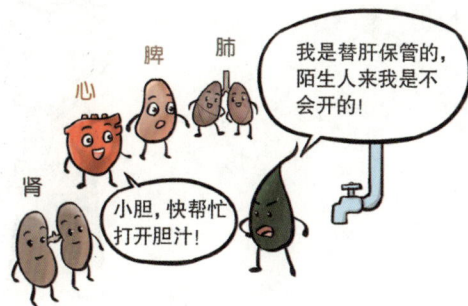

心

脾

肺

我是替肝保管的，陌生人来我是不会开的！

肾

小胆，快帮忙打开胆汁！

肝胆之间关系非常好，即使遇到再大的困难他们都一同面对。

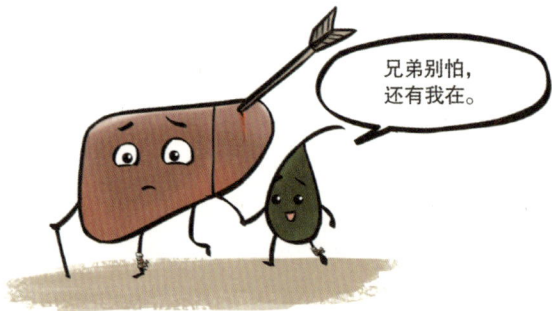

所以肝胆不管哪一个生病了，常常会影响到对方。

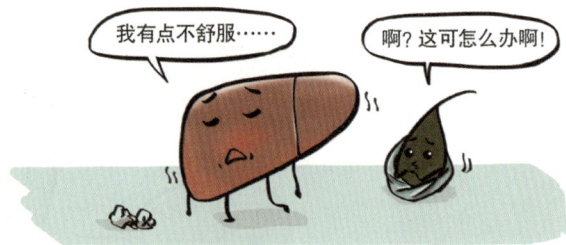

> 兄弟别怕，还有我在。

> 我有点不舒服……

> 啊？这可怎么办啊！

因此，中医在治疗与肝胆有关的疾病时，往往是将两个脏腑一起治疗。

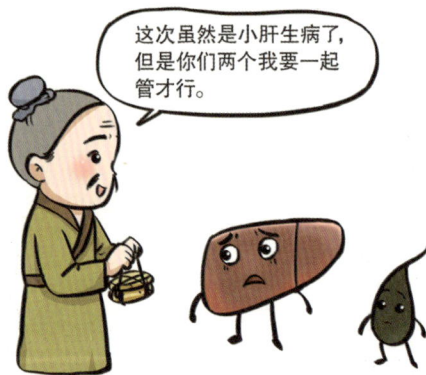

> 这次虽然是小肝生病了，但是你们两个我要一起管才行。

158

肝、胆又与我们的思维、情感密切相关。

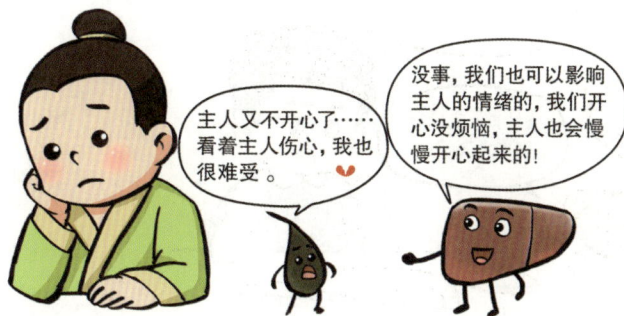

主人又不开心了……看着主人伤心，我也很难受。

没事，我们也可以影响主人的情绪的，我们开心没烦恼，主人也会慢慢开心起来的!

肝就像是个小智囊，能帮我们出谋划策。

但一遇到要做决定的时候，肝就有些为难了。

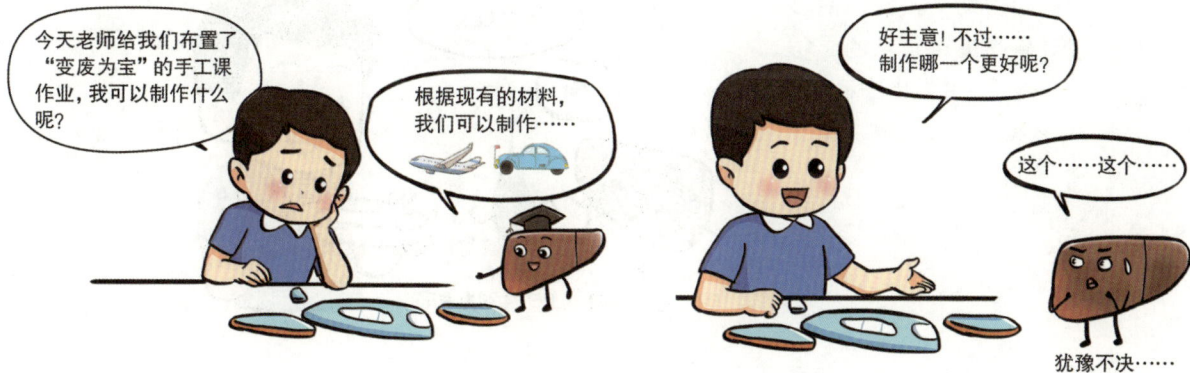

今天老师给我们布置了"变废为宝"的手工课作业，我可以制作什么呢?

根据现有的材料，我们可以制作……

好主意! 不过……制作哪一个更好呢?

这个……这个……

犹豫不决……

159

而作为肝的好搭档——胆，能帮助它做出决定!

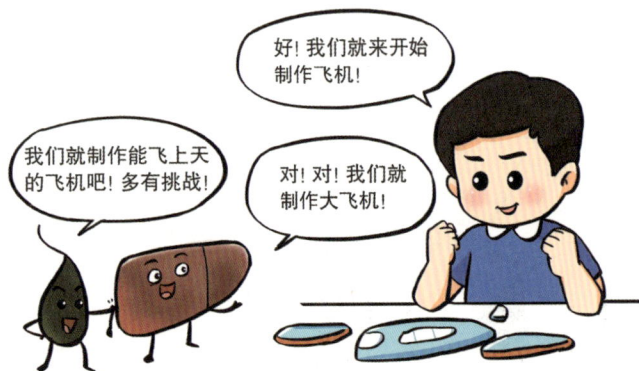

我们就制作能飞上天的飞机吧!多有挑战!

好!我们就来开始制作飞机!

对!对!我们就制作大飞机!

在肝和胆的相互配合和帮助下，我们能够对事物进行正常的思考和判断，并做出决定。

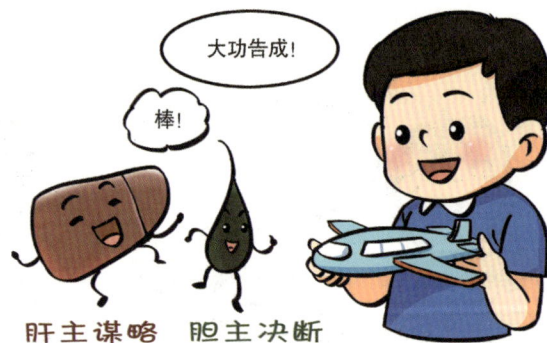

大功告成!

棒!

肝主谋略　胆主决断

160

通过今天的学习，小朋友们是不是也很想拥有一个肝胆相照的小伙伴呢？

从今以后我们就是肝胆相照的好朋友了！

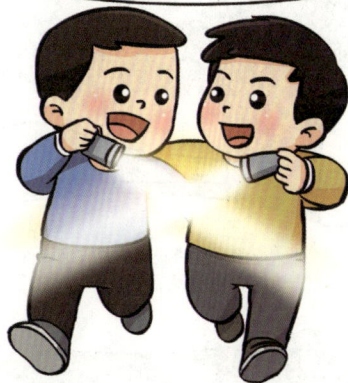

为我们的友谊干杯！

那么从现在开始，请珍惜和小伙伴之间的友谊吧！

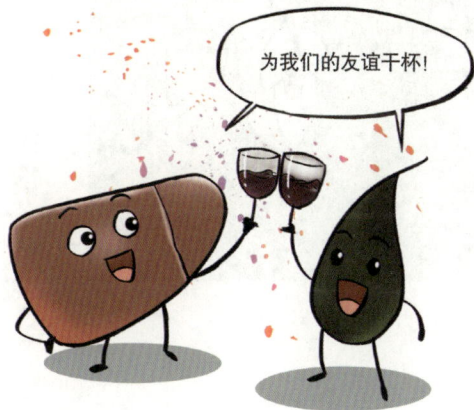

161

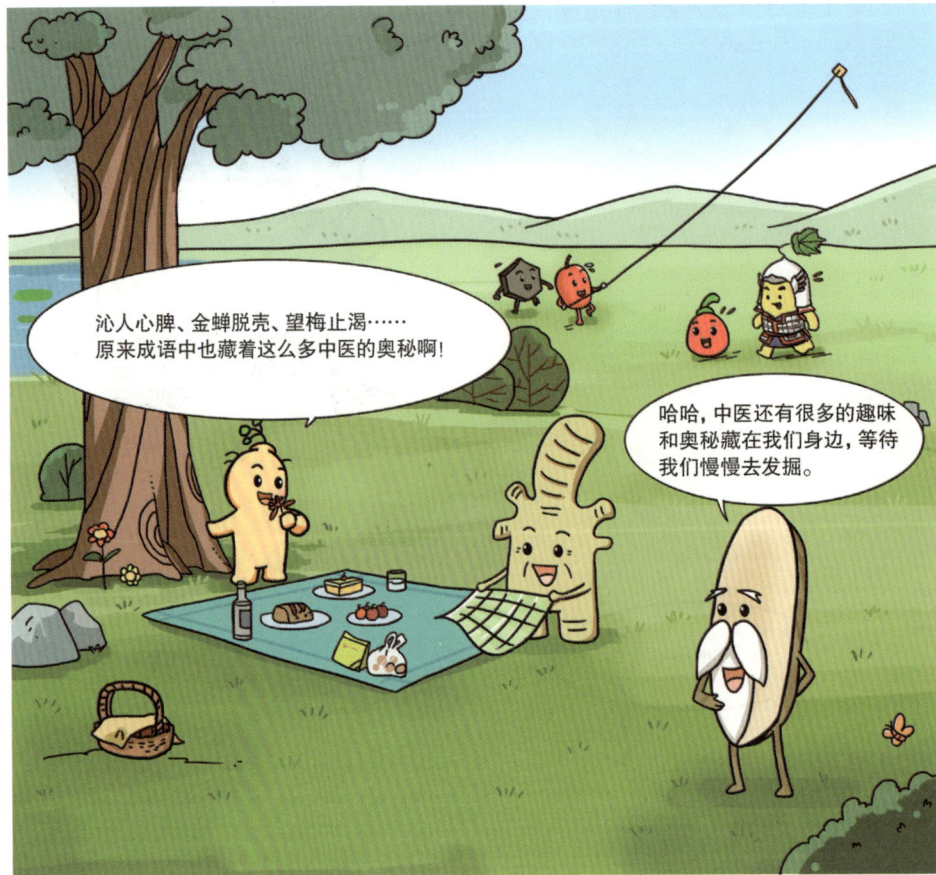

致　谢

陈尔芳　陈林男　崔凤泽　方佳钰　方艺伟　李日腾

李旭东　林　峰　林惠敏　林文清　刘锦堃　任宏芝

吴　娟　吴小云　夏芳芳　徐舒婷　查晓晶　赵振贤